www.ingramcontent.com/pod-product-compliance
Lightning Source LLC
Chambersburg PA
CBHW060627290526
45793CB00001B/170

به نام خُدا

آیا من روده تحریک پذیر دارم؟!!!

راهنمایی جامع برای بیماران با

روده تحریک پذیر

تألیف : دکتر اشکان فرهادی

بازنویسی به فارسی:

دکترشادی کلانتریان

دکتربهنود بیکدلی

چاپ چهارم

۱۳۸۷

اولین ویرایش کتاب تحت عنوان "من روده تحریک پذیردارم!!!" درسال ۱۳۷۵ در ایران توسط شرکت چاپ و صحافی شفق به چاپ رسید.
ویرایش دوم: در سال ۱۳۷۶ توسط شرکت چاپ و صحافی شفق به چاپ رسید.
ویرایش سوم این کتاب به زبان انگلیسی در آمریکا توسط شرکت چاپ بوک سرج در سال ۱۳۸۶به چاپ رسید.
این کتاب ویرایش چهارم می باشد.

عنوان : آیا من روده تحریک پذیردارم؟!!!

مؤلف : دکتر اشکان فرهادی

برگردان به فارسی : دکترشادی کلانتریان، دکتربهنود بیکدلی

ویرایش : سادات عینی

ویراست : چهارم

تاریخ چاپ :۱۳۸۷

چاپ و صحافی :شرکت کریئت اسپیس(**create**space) ، آمریکا

آدرس : از شرکت سنیتایزر، صندوق پستی 101، ویلو اسپیرینگ، ایلینویز، ایالات متحده آمریکا، کد پستی 60480.

آدرس بر روی شبکه جهانی اینتر نت: WWW.SanitizAir.com

شماره جهانی کتاب: ۱۹۷۸۱۴۳۸۲۶۲۷۰۳

تکثیر و فروش: کمپانی آمازون (**Amazon.com**)

توجه: مؤلف و مشاوران نهایت سعی خود را در تهیه این کتاب به نحوی نموده اند که تمام مطالب موجود در کتاب مطابق جدیدترین و بهترین توصیه ها در مورد این بیماری در زمان نگارش کتاب باشد. توصیه ما به خوانندگان این است که به دلیل چاپ تحقیقات جدید و تغییرات مکرر در توصیه های طبی، توصیه های این کتاب را قبل از اجرا با دکتر خود مطرح کنند. این مطلب خصوصاً در مورد داروها و درمانهای جدید مصداق دارد. چرا که در این موارد منفعت و معایب هر درمان می بایست در هر فرد بسته به شرایط آن فرد بررسی شده و تصمیم نهایی در آن مورد خاص توسط پزشک مربوطه اتخاذ شود. بنابراین، خوانندگان باید مستحضر باشند که توصیه های این کتاب فقط به منظور افزایش سطح آگاهی عمومی آنها بوده و به هیچ عنوان نمی تواند جایگزین تشخیص و تجویز پزشکان گردد.

تقدیم به:

همسر عزیزم برای حمایتهای بی دریغش

فهرست مطالب

پیشگفتار

هدف ازنگارش این کتاب، افزایش دانش پایه شما در مورد سندرم روده تحریک پذیر (IBS) و درمانهای موجود این اختلال شایع، می باشد. در این کتاب سعی نموده ام جنبه های گوناگون این اختلال را به زبانی ساده توضیح دهم. قالب این کتاب به صورت پرسش و پاسخ بوده و سئوالات مطرح شده در واقع سئوالاتی بوده است که بیماران در طی سالها طبابت به کرات از من پرسیده اند. در نتیجه کتاب به شکل پرسش و پاسخ بین بیمار و پزشک نوشته شده است. کتاب به زبانی ساده نگاشته شده است تا حتی افرادی که اطلاعات پزشکی چندانی ندارند، بتوانند مطالب را به خوبی درک نمایند.

همانطور که ممکن است بدانید، امروزه مطالب متعددی در مورد سندرم روده تحریک پذیر به چاپ رسیده است. بسیاری از آنان منابعی خوب برای مبتلایان به سندرم روده تحریک پذیر به شمار می روند ولی اغلب آنها بسیار گسترده می باشند. مزیت این کتاب نسبت به سایر کتب در این زمینه، سادگی مطالب است. ضمناً، به برخی نکات کوچک، اما مهم، که شما در زندگی روزمره با آنها مواجه هستید، تاکید نموده ام. هدف من این است که شما یک تصویر واقع بینانه از بیماری تان داشته باشید. این دانستنیها نه تنها به درک شما از این بیماری کمک می کند، بلکه به شما اطلاعاتی در مورد روشهای درمانی جدید ارایه می دهد. به اعتقاد من، چنین دیدگاه صحیح نسبت به این اختلال نه تنها ترس و اضطراب بیمورد شما را در مورد این بیماری کاهش می دهد، بلکه می

تواند اطمینان و کنترل کامل بر روند این بیماری را به شما هدیه کند.

این ویراست که چاپ چهارم کتاب می باشد، شامل تازه ترین اطلاعات و دستاورد ها در مورد سندرم روده تحریک پذیر بوده، همچنین از نظرات کارشناسی تعدادی پزشکان و متخصصین دیگر در این زمینه استفاده نموده است. این کتاب تازه ترین اطلاعات در مورد سندرم روده تحریک پذیر را به زبانی ساده در اختیار شما قرار داده و کمک می کند تا درک بهتری از این بیماری داشته باشید. این دانش نه تنها توانایی شما را در مقابله با این بیماری بهبود می بخشد، بلکه کمک می کند تا خودتان، عضوی موثر از تیم درمانی باشید. در این کتاب سعی بر این بوده که در حد امکان از اصطلاحات پزشکی استفاده نشده و یا معانی این اصطلاحات در شکل ساده توضیح داده شود. خصوصاً در مورد آن دسته از اصطلاحات پزشکی که شما در مراجعه به مراکز پزشکی با آنها مواجه می شوید.

نوشتن این کتاب، کاری بود که با کمک بسیاری از افراد مقدور گشت و بدین وسیله از آنها تشکر می کنم. تشکر مخصوص از بیمارانی است که سئوالاتشان را با من در میان گذاشتند و انگیزه اصلی برای انجام این کار شدند. همچنین می خواهم از تمامی همکاران و مشاورانی که با دانش و خرد خود مرا در این راه یاری کردند، تشکر نمایم.

دکتر اشکان فرهادی

متخصص طب داخلی و فوق تخصص بیماریهای گوارش و کبد

مقدمه

سندرم روده تحریک پذیر یکی از شایعترین بیماریهای گوارشی است که تعداد قابل توجهی از افراد جامعه با آن دست به گریبانند. این بیماری گوارشی یک اختلال عملکردی روده است که ویژگی اصلی آن درد شکم و تغییراجابت مزاج می باشد.[۱٫۲] شیوع این بیماری در مطالعات مختلف از ۳ تا ۲۲ درصد بوده و در کل یک نفر از هر پنج نفر از این مشکل رنج می برد.[۹-۳] علت تفاوت شیوع این بیماری در مطالعات مختلف تنوع در تعریف سندرم روده تحریک پذیر و روش های بکار گرفته شده در هر مطالعه می باشد. جای تعجب نمی باشد که سندرم روده تحریک پذیر شایع ترین دلیل مراجعه به مطب متخصصین گوارش است.[۴] این بیماری معمولاً تؤام با اضطراب و نگرانی همراه بوده و کیفیت زندگی مبتلایان را به شدت کاهش می دهد. همچنین هزینه های تشخیص و درمان این بیماری، باعث صرف مقادیر زیادی از بودجه های فردی و نظام بهداشتی درمانی جامعه می گردد. متأسفانه، علی رغم اطلاعات فزاینده ما، دلیل پیدایش این بیماری کاملاً شناخته نشده است.

این بیماری برای اولین بار در سال ۱۹۴۴ توسط دکتر پیترز معرفی گردید و از آن به بعد با نامهای مختلف توسط پزشکان و بیماران شناخته می شود[۳] . از جمله این اسامی می توان از کولیت روده، بیماری اعصاب روده، ورم روده، ورم معده و کولیت عصبی نام برد.

متأسفانه، طیف بسیار وسیع علائم این بیماری و شباهتهایی که با دیگر بیماریهای گوارشی دارد، باعث گردیده است که بیماران سالها

بدون تشخیص مناسب باقی مانده و دل خسته از درمانهای متفاوت و متعدد سرگردان بمانند. علاوه بر این اسامی متعدد و درمانهایی که هیچکدام قطعی و کامل نیستند، پیچیدگی موجود در زمینه این بیماری را وسیعتر می سازد.

این کتاب به منظور هر چه بیشتر آشنا کردن گروه عظیم بیماران با بیماری خود منتشر گردیده است. چرا که بهترین راه درمان، با درک صحیح فرد از بیماری خود آغاز می گردد. در این کتاب سعی گردیده تا با آشنا کردن شما با ماهیت، علائم، روشهای تشخیص و درمان روده تحریک پذیر، یک دید مثبت نسبت به کنترل این بیماری ایجاد گردیده و شما بتوانید با آگاهی مناسب قدمهای مؤثری در بهبود خود بردارید.

مشاوران

- **Michael D. Brown, MD, FACP, FACG**

دکتر مایکل براون متخصص گوارش در بخش گوارش و تغذیه مرکز پزشکی دانشگاه راش در شیکاگو، ایلینویز می باشد. موضوع مورد علاقه وی بیماریهای عملکردی روده است .

- **Sharon Jedel, PsyD**

دکتر شارون جدل، دکترای روانشناسی و روانشاس بالینی در بخش گوارش و تغذیه در مرکز پزشکی دانشگاه راش در شیکاگو، ایلینویز است. موضوعات مورد علاقه دکتر جدل برای تحقیق، شامل سندرم روده تحریک پذیر و درمان افسردگی و اضطراب مرتبط با شرایط پراسترس می باشد.

- **Mary C. Tobin, MD**

دکتر توبین متخصص آلرژی و ایمونولوژی در مرکز پزشکی دانشگاه راش در شیکاگو می‌باشد. موضوع مورد علاقه او تحقیق در سندرم روده تحریک پذیر است .

- **Douglas A. Drossman, MD**

دکتر درسمن معاون مرکز اختلالات عملکردی و حرکتی روده در دانشگاه کارولینای شمالی می باشد. تحقیقات او در ارتباط با جنبه های بالینی، اپیدمیولوژی، روانی اجتماعی و درمانی اختلالات گوارشی است.

- **Susan L. Mikolaitis, RD, LDN, CSND**

سوزان ل. میکولایتیس متخصص تغذیه، با بیش از ۲۰ سال تجربه درزمینه درمانهای تغذیه ای بیماران با اختلالات گوارشی است. خانم میکولایتیس بیماران با مشکلات تغذیه ای مرتبط با بیماری سلیاک ، بیماری التهابی روده، آلرژی غذایی و عدم تحمل غذاها، اختلالات حرکتی روده و سندرم روده تحریک پذیر را ویزیت می کند.

فصل اول

تعریف بیماری
(نام گذاری)

<u>در این فصل شما خواهید آموخت:</u>

✓ «روده تحریک پذیر» چیست.

✓ «بیماری عملکردی روده» چیست.

✓ منظور از روده «با ظاهر طبیعی» چیست.

✓ تعریف دقیق روده تحریک پذیر چیست.

✓ چرا روده تحریک پذیر یک «سندرم» درنظر گرفته می‌شود نه یک

بیماری.

❖ «روده تحریک‌پذیر» چیست؟

همان طور که از اسم بیماری بر می آید، در این بیماری روده ها تحت تأثیر بسیاری از محرکها دچار انقباضات نابجا میگردند. این بیماری یکی از انواع بیماریهای عملکردی روده[۱] است و درد شکم و تغییر در اجابت مزاج دو ویژگی اصلی آن می‌باشد.

❖ «بیماری عملکردی روده» چیست؟

بیماریهای دستگاه گوارش به دو گروه اصلی تقسیم می‌شوند: بیماریهای عملکردی و بیماریهای ساختاری (ارگانیک)[۲].

بیماران با اختلال ساختاری دستگاه گوارش یا دچار ضایعات واضح و قابل مشاهده مانند تومور، زخم و التهاب هستند و یا ضایعات میکروسکوپی (اختلالاتی که فقط به کمک میکروسکوپ قابل مشاهده‌اند) دارند. در حالیکه بیماران با اختلال عملکردی دستگاه گوارش هیچ مشکل قابل مشاهده‌ای (با یا بدون کمک میکروسکوپ) در دستگاه گوارشی خود ندارند. در واقع، آنچه که میان تمام اختلالات عملکردی روده مشترک است «روده‌ای با ظاهر سالم و طبیعی» است.

❖ منظور از روده «با ظاهر طبیعی» چیست؟

منظور از روده «با ظاهر طبیعی» این است که روده از نظر شکل و ظاهر کاملاً طبیعی به نظر می رسد. مشاهده ظاهر روده از طریق انجام اندوسکوپی[۳] میسر می گردد. اندوسکوپ دستگاهی است که پزشکان به کمک آن می‌توانند درون دستگاه گوارش را ازنزدیک مشاهده نمایند.

---

[۱] - Functional bowel deisorder
[۲] - Organic Gastrointestinal Disorders
[۳] - Endoscopic Procedure

همچنین این دستگاه این امکان را برای پزشکان فراهم می‌سازد که از مخاط دستگاه گوارش نمونه‌برداری کنند. «نمونه برداری مخاطی»[۴] این امکان را فراهم می سازد که پزشکان بیماریهای میکروسکپی دستگاه گوارش را نیز تشخیص دهند. در روده تحریک پذیر، علی رغم نمای به ظاهر طبیعی دستگاه گوارش، روده به طور طبیعی عمل نمی کند. در بیماری عملکردی روده، مشکل اصلی اختلال حرکتی روده و حساسیت نابجای آن است.

❖ **آیا این بدان معنی است که افرادی که مشکل گوارشی دارند، یا دچار اختلال «عملکردی» روده هستند و یا اختلال «ساختاری» روده دارند؟**

نه کاملاً! بعضی از افراد میتوانند همزمان هر دو مشکل را داشته باشند. (شکل ۱) برای مثال، بسیاری از بیماران با «بیماری التهابی روده» (کولیت اولسراتیو[۵] و بیماری کرون[۶]) همزمان از «روده تحریک پذیر» نیز رنج می برند. در این افراد، علائم گوارشی حتی در حالتی که التهاب روده ها به خوبی تحت کنترل است مشاهده میگردد. مثلاً، بیایید فرض

شکل ۱: طبقه بندی اختلالات گوارشی

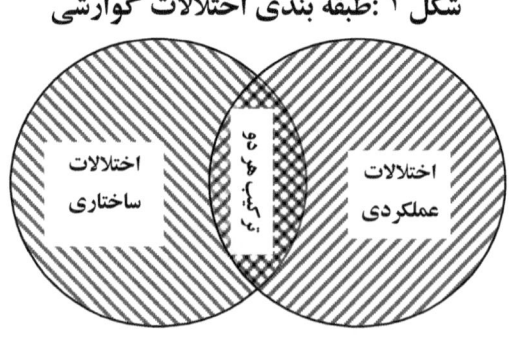

---

[۴] - Mucosal Biopsy
[۵] - Ulcerative Colitis

کنیم بهروز، بیماری التهاب روده دارد و بعد از درمان موفق دارویی، در حالیکه بیماری التهابی روده او به خوبی تحت کنترل است، هنوز گاهگاهی اسهال و درد پیچشی شکم دارد. در چنین شرایطی این علائم می‌تواند نشانه روده تحریک پذیر باشد.

❖ **پس روده تحریک پذیر یکی از اختلالات عملکردی روده است. سایر اختلالات عملکردی روده کدامند؟**

اختلالات عملکردی روده بسیار متنوع بوده و شامل سوء هاضمه بدون زخم[۷]، یبوست بدون درد[۸]، اسهال بدون درد[۹]، مری تحریک پذیر[۱۰] و درد مزمن شکم می‌باشد. (شکل ۲)

شکل ۲: طبقه بندی اختلالات عملکردی روده

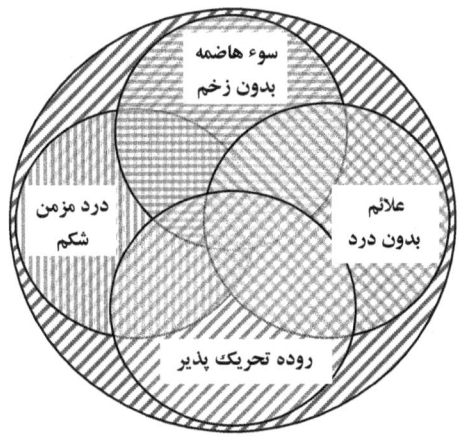

❖ **تعریف دقیق «سندرم روده تحریک پذیر» چیست؟**

---

[۶] - Crohn's disease
[۷] - Non- ulcer dyspepsia
[۸] - Painless constipation
[۹] - Painless diarrhea
[۱۰] - Irritable esophagus

یکی از تعاریف اولیه‌ی سندرم روده‌ی تحریک پذیر در سال ۱۹۷۸ توسط دکتر منینگ[۱۱] و همکاران مطرح شد. آنها پیشنهاد کردند که معیار تشخیص این بیماری بر اساس علائم زیر گذاشته شود: درد شکم که با اجابت مزاج بهبود می‌یابد و اسهال، تکرر اجابت مزاج و ورم واضح شکم (نفخ) همزمان با درد شکم. [۱۰] بر اساس این معیار، پزشکان می توانستند با دقت قابل قبولی بیماران مبتلا به روده تحریک پذیر را از بیماران مبتلا به بیماریهای ساختاری متمایز کنند و این معیار تا سالها توسط پزشکان استفاده می گردید.

در سال ۱۹۹۲، گروهی از متخصصین در یک کنگره بین المللی درشهر رم، معیار جدیدی برای تشخیص این بیماری پیشنهاد کردند و آن را معیار رم نامیدند. چند سال بعد، متخصصین معیار رم را مورد بررسی مجدد قرار داده و آن را معیار رم II (۱۹۹۹) نامیدند. نهایتاً دو سال پیش این معیار مجدداً بازنگری شد و تحت عنوان معیار رم III جهت استفاده پزشکان و متخصصین به چاپ رسید.

براساس این معیار، روده تحریک پذیر به مجموعه‌ای از علائم گفته می شود که در آن فرد از درد یا احساس ناراحتی مکرر شکم برای حداقل سه روز در ماه و به مدت سه ماه شکایت دارد. ضمناً این درد باید با حداقل دو تا از موارد زیر همراه باشد.

۱) بهبودی پس از اجابت مزاج

۲) تغییر در دفعات اجابت مزاج همزمان با شروع درد

۳) تغییر در شکل مدفوع (اسهال یا یبوست) مرتبط با شروع درد

---

[۱۱] - Manning

این علائم باید حداقل برای سه ماه (لزومی ندارد سه ماه پیاپی باشد) از شش ماه گذشته وجود داشته باشد. [۱۱,۱۲]

امروزه فقط تعداد اندکی از پزشکان به معیار تشخیصی رم برای تشخیص این بیماری توجه می‌کنند. خوشبختانه، این معیار تشخیصی میان محققینی که در مورد روده تحریک پذیر مطالعه می‌کنند به فراوانی کاربرد دارد.

❖ **اسامی دیگر سندرم روده تحریک پذیر کدامند؟**

چندین نام دیگر برای این بیماری وجود دارد که ممکن است شما شنیده باشید. از جمله کولیت روده، کولون اسپاستیک، کولیت عصبی ، کولون تحریک پذیر، ورم روده، ورم معده و بیماری اعصاب روده. با این وجود هیچ یک از این اسامی واقعا برای این اختلال مناسب نیستند.

❖ **چرا اصطلاح «روده تحریک پذیر» به سایر اسامی مثلا «کولیت روده» ترجیح دارد؟**

این نامگذاری چند مزیت دارد. اول اینکه اگر اصطلاح واحدی توسط همه‌ی همکاران پزشک بکار رود، ابهام و سردر گمی بیماران کمتر می‌گردد. ثانیاً کولیت به معنای التهاب روده بزرگ است. در حالیکه در روده تحریک پذیر هیچ التهابی وجود ندارد و تنها برای درک بهتر بیماران این نام بکار برده می‌شود. پس مشاهده می‌کنید که بهتر است نامهای قدیمی بکار برده نشوند.

❖ **چرا روده تحریک پذیر یک «سندرم» در نظر گرفته می‌شود نه یک «بیماری»؟**

سندرم مجموعه‌ای از علائم و نشانه‌ها است که با یک علت یا مکانیسمِ زمینه‌ای خاص قابل توجیه نمی‌باشد. برای مثال، در روده تحریک پذیر، ما نمی‌دانیم چرا بیماران می‌توانند همزمان هم علائم گوارشی و هم علائم غیر گوارشی داشته باشند. در واقع یک سری بیماری مانند زخم معده[۱۲] یا بیماری عفونی نیز می‌توانند با بعضی از همین علائم بروز کنند. ما هنوز از اینکه چگونه و چرا این گروه از علائم با هم بروز می‌کنند اطلاعی نداریم. به همین دلیل از آن به عنوان «سندرم» یاد می‌کنیم.

❖ **آیا روده تحریک پذیر در خانم‌ها شایعتر است؟**

بله. روده تحریک پذیر میان خانم‌ها شیوع بیشتری دارد. به طور مثال، مطالعه‌ای در انگلیس نشان داد که شیوع روده تحریک پذیر در خانم‌ها ۱۳٪ و در آقایان ۵٪ است.[۹]

❖ **علائم من سال گذشته بمدت چهار هفته و همان علائم امسال به مدت شش هفته ادامه داشت. اما، بر اساس تعریفی که شما پیش از این ذکر کردید من روده تحریک پذیر ندارم. پس مشکل من چیست؟**

بر اساس معیار رم III ، شما از یک اختلال عملکردی روده رنج می‌برید. با این وجود، من معتقدم که علت اصلی مطرح شدن این معیارها، متمایز ساختن بیماران مبتلا به یک بیماری عفونی حاد و یا کوتاه مدت گوارشی از بیمارانی است که از یک پروسه مزمن مانند روده تحریک پذیر رنج می‌برند.

همچنین این معیار می‌تواند جهت استفاده دانشمندان برای اهداف تحقیقاتی (مانند مطالعات دارویی) و یا پزشکان ومدیران دفاتر جهت

---

[۱۲] - Peptic ulcer

صدورصورت حساب و ثبت هزینه ها مفید باشد. من هیچگونه اختلاف واضحی میان فردی که علائم او ۱۰ هفته ادامه داشته با فردی که علائم او ۱۲ هفته طول کشیده است نمی‌بینم.

❖ **درد شکم من بدنبال اجابت مزاج بهبود می‌یابد. اما مدفوع من حالت اسهال ندارد، پس من فقط یکی از علائم تشخیصی منینگ و یا معیار رم III را دارم، آیا با این شرایط من روده تحریک پذیر دارم؟**

دکتر فرهادی: با وجود اینکه علائم شما کاملاً با تعریف معمول روده تحریک پذیر مطابقت ندارد، به نظر من علت زمینه ای علائم شما کاملاً مشابه روده تحریک پذیر می باشد. به این نکته دقت کنید که هدف اصلی از نامگذاری این بیماری یافتن علت بیماری و درمان صحیح آن است.

دکتر درسمن[۱۳]: کلاً وجود علائمی چون درد ودیگر علائم گوارشی مانند اسهال در پاسخ به استرس، بعضی از غذاها، تغییرات هورمونی مثلا در دوره‌ی قاعدگی، یا فعالیت فیزیکی می‌تواند به عنوان شواهد روده تحریک پذیر در نظر گرفته شود. چنانچه شما این علائم را در گذشته تجربه کرده‌اید احتمال اینکه شما به روده تحریک پذیر مبتلا باشید بیشتر است. اما تعریف سندرم روده تحریک پذیر باید مطابق معیار رم III باشد. [۱۳,۱۴]

❖ **من دچار نفخ هستم و بعد از خوردن غذا احساس اضطرار برای اجابت مزاج و دفع دارم. این علائم از علائم معیارهای تشخیص روده تحریک پذیر نیست، آیا من روده تحریک پذیر دارم؟**

پاسخ من مشابه سوال قبل است. در واقع، همانطور که در این

---

۱۳ Drossman

کتاب خواهید دید، هر زمان که من از روده تحریک پذیر نام می برم، منظورم تعریف وسیعتری از این بیماری بوده که در مقایسه با معیار مانینگ، رم I ، رم II و رم III گسترده‌تر است. هنگام استفاده از این کلمه، من به یک **روده حساس** اشاره می‌کنم که به **محرک‌ها** بطور غیر طبیعی پاسخ می‌دهد. در واقع، من تفاوت واضحی میان انواع اختلالات عملکردی روده نمی‌بینم. (شکل ۲) به نظر من، بسیاری از بیماران علائم مختلفی از انواع اختلالات عملکردی روده‌ای را همزمان دارا هستند و به همین دلیل ما نمی توانیم ادعا کنیم که همه‌ی آنها از یک سندرم خاص رنج می‌برند.

❖ **بر اساس این تعریف گسترده‌تر، چه تعداد از مردم روده تحریک پذیر دارند؟**

پاسخ به این سوال مشکل است، زیرا بسیاری از بیماران با وجود علائم گوارشی به پزشک مراجعه نمی کنند. وقتی که حدود ۲۰٪ از افراد جامعه بر طبق تعریف رم III دچار **روده تحریک پذیر** هستند، می توان تصور کرد با تعریف گسترده‌تر روده تحریک پذیر چه تعداد بیشتری شامل این تعریف خواهند شد!!!

فصل دوم

ماهیت بیماری

در این فصل شما خواهید آموخت:

✔ سندرم روده تحریک پذیر به چه علت ایجاد می‌شود.

✔ محرک‌ها کدامند.

✔ این محرک‌ها از چه طریق باعث ایجاد علائم می‌شوند.

✔ چرا محل درد شکم مرتب عوض می شود.

✔ آیا این اختلال فقط روده شما را تحت تاثیر قرار می‌دهد.

✔ نقش سلول‌های مست در سندرم روده تحریک پذیر چیست.

✔ آیا آلرژی غذایی با سندرم روده تحریک پذیر مرتبط است.

❖   **سندرم روده تحریک پذیر به چه علت ایجاد می‌شود؟**

همانطور که از اسم بیماری بر می آید، روده تحریک پذیر به طور غیر طبیعی نسبت به محرک‌ها **حساس** می باشد. در واقع علائم روده تحریک پذیر ناشی از **حس غیر طبیعی احشاء** و **انقباضات نابجای روده ها** می‌باشد.

❖   **محرک‌هایی که سبب ایجاد روده تحریک پذیر می‌شوند، کدامند؟**

شکل شماره ۳ تعدادی از این محرک‌ها را نشان می دهد.

شکل ۳: محرک‌های شایع در بیماری روده تحریک

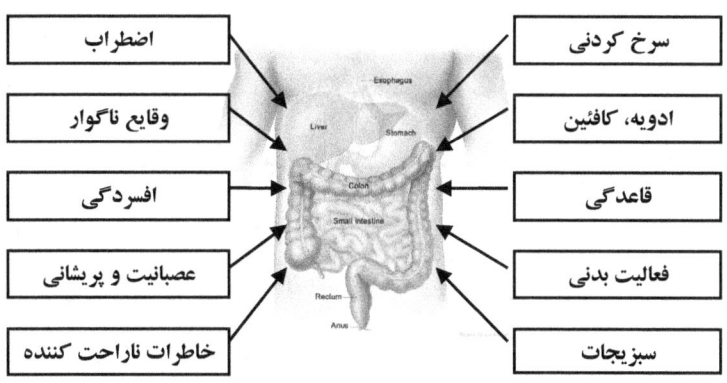

سرخ کردنی	اضطراب
ادویه، کافئین	وقایع ناگوار
قاعدگی	افسردگی
فعالیت بدنی	عصبانیت و پریشانی
سبزیجات	خاطرات ناراحت کننده

❖   **آیا محرک‌های دیگری هم غیر از موارد ذکر شده در بالا وجود دارد؟**

سوال بسیار خوبی است. این شکل تنها به شما تصویری کلی در مورد انواع محرک‌ها می‌دهد. اما در زندگی روزمره، محرک‌ها معمولاً ترکیبی از این موارد ذکر شده و سایر محرک‌ها می باشند و شما خود

بهتر می‌توانید محرک‌های مخصوص خود را شناسایی کنید.

❖ **آیا همه این محرک‌ها در تمام افراد باعث انقباضات نابجا می‌گردند؟**

خیر، در هر فرد معمولا یک و یا چند عامل موجب تحریک روده‌ها می‌گردند و کمتر فردی وجود دارد که تحت تاثیر تمام محرک‌های یاد شده باشد. بعلاوه، علائم معمولا به علت ترکیبی از محرک‌ها ایجاد می‌شود، برای مثال، معمولاً ترکیبی از محرک‌های غذایی و روحی روانی سبب به وجود آمدن علائم می‌شوند. معمولاً در این موارد، یک محرک رل اصلی و سایر محرک‌ها رل فرعی را به عهده دارند. باید خاطرنشان نمود که در اکثر موارد محرک عمده همان مسائل روحی روانی بیمار است!

❖ **آیا همه‌ی افراد به محرک‌ها به یک شکل پاسخ می‌دهند؟**

مطمئنا خیر، به طور مثال، یک فرد با روده تحریک پذیر می‌تواند با یک محرک غذائی خاص دچار درد شکم شود در حالیکه فرد دیگر می‌تواند با مصرف همان غذا دچار اسهال گردد.

❖ **این محرک‌ها از چه طریق باعث علائم می‌شوند؟**

برای درک بهتر باید مختصری در مورد عملکرد دستگاه گوارش توضیح دهم. حرکات دستگاه گوارش، مانند موج، غذا را از سمت معده به طرف روده کوچک و نهایتا به روده بزرگ هدایت می‌کنند. این نوع حرکات، حرکات دودی[۱۴] نام دارد و در دو سطح تنظیم می‌گردد. سطح اول کنترل در روده‌ها بوده و توسط "دستگاه عصبی روده"[۱۵] صورت

[۱۴] - Peristalsis
[۱۵] -Enteric Nervous System

می‌گیرد. سطح دوم کنترل، که بخشی از "دستگاه عصبی مرکزی"[۱۶] است، در مغز می‌باشد. این دو سیستم تنظیم کننده با یکدیگر ارتباط نزدیکی دارند و با هم "محور مغزی رودهای"[۱۷] را تشکیل می‌دهند. این محور اطلاعات را از مغز به دستگاه گوارش و از دستگاه گوارش به مغز هدایت می‌کند. مسیر اول، مسیر وابران[۱۸] و مسیر دوم، مسیر آوران[۱۹] نامیده می‌شود.

حال، اجازه دهید به سوال شما باز گردیم. پاسخ اصلی این است که محرک‌ها از طریق تحریک "محور مغزی رودهای" باعث ایجاد علائم می‌گردند. در واقع، محرک‌های خوراکی بیشتر از طریق تحریک قسمت "دستگاه عصبی روده ای" و محرک‌های روحی و روانی عمدتاً از طریق تحریک قسمت " دستگاه عصبی مرکزی" باعث تحریک و ایجاد علائم در دستگاه گوارش می‌گردند.

❖   کار "محور مغزی رودهای" چیست؟

همان‌طور که در شکل ۴ می‌بینید. دستگاه عصبی مرکزی با دستگاه عصبی رودهای (که مجموعه‌ای از سلول‌های عصبی در دستگاه گوارش است) از طریق عصب واگ و اعصاب سمپاتیک ارتباط دارد. این ارتباط امکان تبادل اطلاعات میان دستگاه عصبی رودهای و دستگاه عصبی مرکزی را فراهم می‌سازد. گیرنده‌های موجود در روده، فشار و درد را حس کرده و این احساس را از راه مسیر آوران محور عصبی رودهای به مغز منتقل می‌کنند. مغز همچنین عملکرد دستگاه گوارش از جمله

---

[۱۶] -Centeral Nervous System
[۱۷] -Brain Gut Axis
[۱۸] - Efferent
[۱۹] - Afferent

هضم و جذب غذا و ترشح و حرکت روده را از راه مسیر وابران محور عصبی روده‌ای کنترل می کند.

شکل ۴: نمای شماتیک محور روده ای مغزی

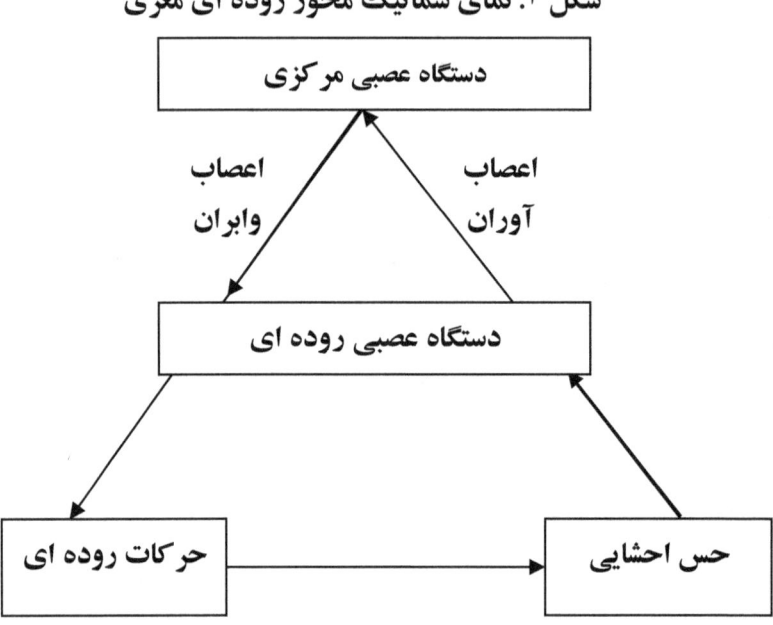

❖ **تبادل اطلاعات میان دو مسیر وابران و آوران در محور عصبی روده‌ای چگونه صورت می گیرد؟**

دستگاه عصبی روده‌ای و عصبی مرکزی مانند سیم‌های الکتریکی کامپیوتر عمل می کنند. اطلاعات به شکل امواج الکتریکی[20] در طول اعصاب هدایت می‌شوند. در انتهای اعصاب پیام‌ها از یک عصب به عصب دیگر از طریق مواد شیمیایی خاصی به نام "انتقال دهنده عصبی"[21] که در فضای مابین انتهای اعصاب یا سیناپس[22] آزاد می گردد، منتقل می شود.

[20] - Electrical impulses
[21] - Neurotransmitor
[22] - Synapse

میلیون‌ها مولکول "انتقال دهنده عصبی" پس از آزاد شدن از انتهای یک عصب در فضای سیناپسی، خود را به ابتدای عصب بعدی رسانده و به گیرنده های خود متصل می‌شوند. این گیرنده ها مانند یک قفل؛ و "انتقال دهنده عصبی" به منزله‌ی کلیدی است که این قفل را باز می‌کند. این امر موجب فعال شدن عصب شده و موج الکتریکی در عصب دیگر ایجاد می گردد. مانند اینکه موج الکتریکی از یک عصب به عصب بعدی "می‌پرد". (شکل ۵)

سروتونین یکی از این "انتقال دهنده های عصبی" است. در واقع این ماده شیمیایی یکی از مهمترین "انتقال دهنده های عصبی"در محور عصبی روده‌ای است. حال به قسمت جالب مساله می‌رسیم! این "انتقال دهنده عصبی" می‌تواند پیغام‌های کاملاً متفاوتی را از یک عصب به عصب دیگر منتقل کند. اما چگونه؟ این امر به کمک گیرنده‌های کاملاً مجزا و متفاوت انجام می پذیرد. در واقع نوع گیرنده در عصب نوع پاسخ به "انتقال دهنده عصبی" را مشخص می کند.

شکل ۵: نحوه عبور امواج الکتریکی ازیک عصب به عصب دیگر از طریق آزاد شدن انتقال دهنده عصبی در انتهای اعصاب (سیناپس)

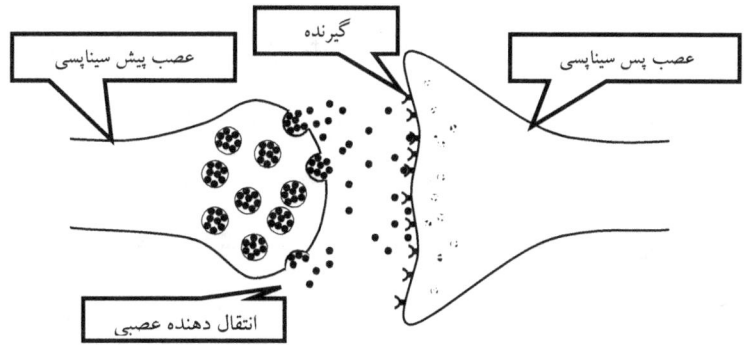

این ویژگی خاص"انتقال دهنده های عصبی" و گیرنده های

مختلف، پایه‌ای برای کشف داروهای جدید می باشد. برای مثال، دارویی که گیرنده‌ی سروتونین نوع ۳ را مهار می کند می‌تواند سبب کاهش حرکات روده و یبوست شود در حالیکه دارویی که گیرنده‌ی سروتونین تیپ ۴ را تحریک می کند می‌تواند منجر به افزایش حرکات روده ها و اسهال گردد.

❖ **خیلی پیچیده شد! سروتونین، سیناپس و حالا چند نوع گیرنده! فایده‌ی این همه اطلاعات چیست؟**

این دانش پایه ای به شما کمک می کند که مکانیسم بیماری روده تحریک پذیر را بهتر درک کنید. مرور این مکانیسم‌ها حائز اهمیت است. بسیاری از داروهای جدیدی که امروزه تجویز می‌شوند از طریق تأثیر بر روی همین گیرنده‌ها عمل می کنند.

❖ **چگونه انقباضات غیر طبیعی روده این همه علائم متنوع ایجاد می کند؟**

سوال بسیار خوبی است! ذکر چند مثال ذهن ما را روشنتر می‌سازد. تصور کنید قسمتی از معده و یا روده (بخصوص انتهای روده بزرگ) خود بخود دچار انقباض شدید و طولانی (اسپاسم)[۲۳] گردد، این انقباض می تواند ایجاد درد و یبوست کند.

از طرف دیگر، انقباض و اسپاسم شدید روده (بخصوص در ابتدای روده بزرگ) می‌تواند موجب دفع سریع مدفوع و اسهال شود. همچنین، در معده و اثنی عشر که همیشه حرکت مواد غذایی به سمت جلو می باشد، در صورتی که حرکات دودی بر عکس شود، تهوع بوجود

---

۲۳ - Spasm

می آید.

❖ **چرا محل درد در اکثر مواقع مرتب عوض می‌شود؟**

واضح است! روده‌ها تمام محوطه شکم را پر کرده‌اند. انقباض و یا اسپاسم در هر ناحیه از روده‌ها، ایجاد درد در ناحیه خاصی از شکم می کند. به طور مثال اسپاسم معده و اثنی عشر (قسمت ابتدایی روده کوچک) بصورت درد در قسمت فوقانی شکم زیر جناق سینه احساس می‌شود. اسپاسم روده کوچک بصورت درد در اطراف و مجاورت ناف بوده و نهایتا اسپاسم روده بزرگ بصورت درد و سنگینی در قسمت تحتانی راست و یا چپ شکم مشاهده می گردد. از این گذشته بروز درد الزاماً مختص نواحی یاد شده نیست و می تواند در دیگر نواحی شکم و یا به طور همزمان در چند نقطه مشاهده گردد.

❖ **آیا همیشه انقباض و اسپاسم با درد توام است؟**

خیر، همان طور که اشاره کردم اختلال حرکتی می تواند با تنوع وسیعی از علائم همراه باشد و احساس درد در این موارد الزامی نیست. برای مثال، بسیاری از افراد با نفخ، احساس پری، اسهال، یا یبوست مراجعه می کنند و هیچ شکایتی از درد ندارند.

❖ **من مشکل اجابت مزاج ندارم. مشکل اصلی من درد است. آیا امکان دارد که درد بدون مشکل اجابت مزاج وجود داشته باشد؟**

روده تحریک پذیر مجموعه‌ای از اختلال حرکتی روده (دیس موتیلیتی)[۲۴] و حس غیر طبیعی روده (افزایش حساسیت)[۲۵] است. به عبارت دیگر، اساس این بیماری بر ترکیبی از "اختلال حرکتی- افزایش

---

[۲۴] - Dysmotility

[۲۵] - Hypersensitivity

شکل ۶: طیف علائم در ارتباط با اختلالات موجود در روده تحریک پذیر

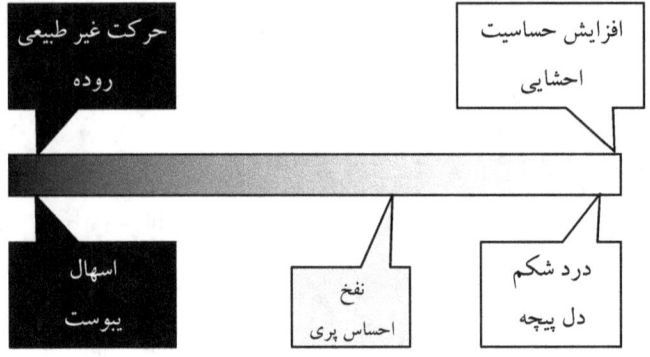

حساسیت" بنا شده است.

این دو ویژگی اصلی در واقع دو انتهای طیف بیماری روده تحریک پذیر را تشکیل می‌دهند. (شکل ۶) همانطور که در این تصویر مشاهده می کنید، بسیاری از علائم روده تحریک پذیر ناشی از ترکیبی از هر دوی این مشکلات بوده و در جایی در وسط این طیف قرار می‌گیرند.

در یک طرف این طیف، بیمارانی قرار دارند که مشکل اصلی آنها حساسیت بسیار زیاد در احشاء و روده های آنها است. در این گروه حرکات روده‌ای طبیعی است، ولی حتی انقباضات طبیعی روده می تواند ایجاد درد و ناراحتی کند. در انتهای دیگر طیف، افرادی هستند که مشکل اصلی آنها در حرکت غیرطبیعی روده ها است. این افراد مشکلی با افزایش حساسیت در احشاء ندارند و علائم آنها اکثراً یبوست و اسهال بدون درد است. در وسط طیف افرادی هستند که ترکیبی از هر دو اختلال را دارند و این افراد که اکثر بیماران را تشکیل می دهند، معمولاً علائم هر دو گروه بالا را تجربه می‌کنند.

❖   اگر قبول کنیم که یک و یا چند محرک خاص عامل ایجاد

علائم است، پس چرا علائم همیشه با آن محرک خاص تکرار نمی‌گردد؟ یا بهتر بگوییم، چرا علائم من بصورت گاهگاهی است؟

اگر دقت کرده باشید گفتیم که علائم به علت یکسری از محرک‌های محیطی بوجود می‌آیند. در مواردی وجود یک محرک بتنهایی نمی‌تواند باعث ایجاد علائم گشته و تنها ترکیبی از دو یا چند محرک باعث ایجاد علائم می‌شود. به طور مثال: فردی دچار اضطراب شدید قبل از امتحان است، و در همین مدت نیز ترشی، سیر و ادویه باعث درد شکم، نفخ و اسهال در او می‌گردد؛ حال آنکه این شخص قبلا با خوردن این غذاها مشکلی نداشته و یا غذاهای دیگر نیز در همین دوره فرد را اذیت نمی‌کند.

پس در این شخص تنها ترکیب این دو محرک باعث ایجاد علامت می‌گردد. این مثال در مورد اکثر افراد صدق می‌کند و باعث می‌گردد فرد در شناسایی محرک‌های خود دچار ابهام شود.

❖ **من هیچ مشکل روحی روانی ندارم و درست در جشن عروسی خواهرم که یکی از خوشترین روزهای زندگی من بود، دچار درد شدید شکم شدم. چرا این اتفاق افتاد؟**

مسائل روحی روانی صرفا محدود به ناراحتی، غم و اندوه نمی‌گردد. هر گونه تغییر بزرگ در زندگی فرد و محیط او، چه خوب و چه بد، می‌تواند همراه با ایجاد هیجان و اضطراب باشد و در واقع دلشوره و اضطراب از قویترین محرک‌های ایجاد علائم هستند.

❖ **پس با وجود این همه درد، نفخ و علائم شدید، روده من سالم است؟**

بله و خیر! روده شما در ظاهر، کاملاً سالم است! یعنی اگر تحت

هر نوع آزمایش و معاینه‌ای قرار بگیرید، مشکلی پیدا نخواهد شد. بطور مثال: اندوسکوپی، عکس رنگی(با ماده حاجب)، کولونوسکوپی و آزمایشات متعدد همه حاکی از عدم وجود هر گونه بیماری در روده شما خواهند بود.

❖ **پس من کاملاً سالم هستم؟**

نه! همان طور که اشاره کردم در ظاهر بیماری خاصی در معده و روده شما وجود ندارد. اما دستگاه گوارش شما مشکلات عملکردی دارد که منجر به علائم روده تحریک پذیر می‌شود. یعنی هنگامی که فعالیت دستگاه گوارش آغاز می‌شود مشکل نمایان می گردد.

❖ **من به پزشکان متعددی مراجعه نمودم و همه‌ی آنها پس از بررسی‌های متعدد به من گفتند که سالم هستم، و تمام این مشکلات در ذهن من است. ولی مطمئن بودم که بیمار هستم، و به همین دلیل از پزشکی به پزشک دیگر مراجعه می کردم تا شاید بیماری من مشخص گردد. پس بر طبق صحبت شما من بیمار هستم؟**

بله، کاملاً درست است! و اتفاقا یکی از اصول عمده درمان شما، قبول و درک صحیح بیماری توسط خودتان است.

❖ **بالاخره بعد از سالها خیال من راحت شد، چون همه به من می‌گفتند که تو سالم هستی و این مشکلات در ذهن تو می باشد و یا وانمود می‌کنی که بیماری هستی. پس همه این حرف‌ها غلط بود؟**

بله، امروزه بیماری شما کاملاً شناخته شده است و اکثر پزشکان به ماهیت آن واقف هستند. حتی در آزمایشگاه های تحقیقاتی بعضی از مراکز پیشرفته، می توان تعدادی از اختلالات را در مسیر محور مغزی روده‌ای در بسیاری از این بیماران شناسایی کرد. ولی هنوز بهترین راه

تشخیص بیماری شما از طریق گرفتن شرح حال دقیق و انجـام معایـنـات بالینی و آزمایشهای ساده است.

❖ **من سالهاست که به این بیماری مبتلا هستم و فکر مـی‌کـنم ایـن بیماری بیشتر باعث عصبی شدن من شده است تا عصبی بودن من، باعث ایجاد این بیماری! شما چه فکر می‌کنید؟**

نظر شما از طرفی درست اسـت. خـوب بـه ایـن چرخـه در شکل ۷دقت کنید:

اضطراب و محرک‌های غذایی و محیطی باعث ایجاد ناراحتیهای گوارشی نظیر درد شکم، نفخ، احساس پری و دیگر علائـم میگردنـد. در

شکل ۷ : چرخه معیوب روده تحریک پذیر

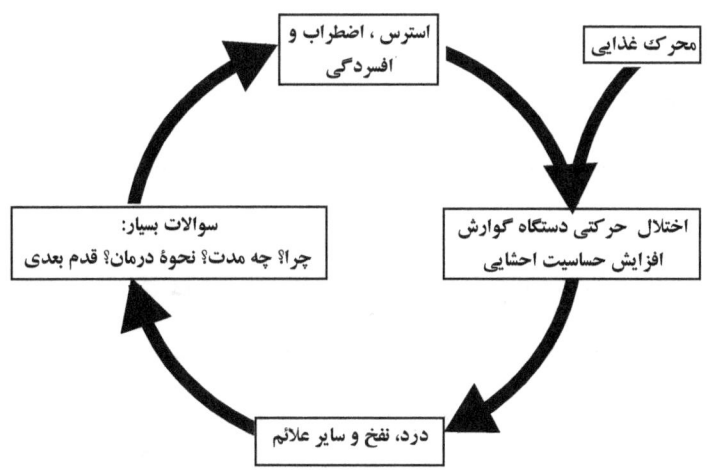

این زمان فرد از خود می‌پرسد کـه علـت بیمـاری چیسـت؟ آیـا مـن یـک بیماری جدی دارم؟ آیا بیماری من پیشرفت می‌کند؟ آیا من سرطان دارم؟ بیماری من چقدر طول می کشد؟ آیا بیماری من خود بخود و بـه سـادگی درمان می‌شود؟ و هزاران سوال دیگر که هر کـدام از ایـن پرسشها باعث

افزایش اضطراب و نگرانی فرد شده و چرخه‌ی معیوب کامل می‌گردد. حال که این چرخه‌ی معیوب را شناختید، خودتان متوجه می‌شوید که سؤال شما مشابه این سؤال است که: اول مرغ بود یا تخم مرغ؟

❖ **پس بر طبق این نظریه تمامی مسایل من مربوط به محیط اطراف و محرک‌ها است! اما سوال من این است که چرا افراد دیگر که در شرایط مشابه من هستند دچار علائم نمی‌شوند؟**

ما دقیقا نمی‌دانیم که چرا افرادی که در شرایط محیطی مشابه زندگی می‌کنند بیماریهای متفاوتی دارند. مطمئنا، فاکتورهای ژنتیکی نقش مهمی بعهده دارند. برای مثال، دستگاه عصبی روده یا دستگاه عصبی مرکزی شما ممکن است به طور بارزی در مقایسه با سایر افراد به محرک‌ها حساس‌تر باشد. قطعا، ساختار بدن شما و پاسخ آن به محرک‌های محیطی مشابه دیگر اشخاص نیست. با این وجود، ما نمی‌توانیم همه چیز را به ژنتیک نسبت دهیم. ما معتقدیم که فاکتورهای متنوع محیطی مانند عفونت‌ها، استرس و غذاها می‌توانند منجر به تغییراتی در محور مغزی روده‌ای و دستگاه گوارش شده و سبب اختلال حرکت و افزایش حساسیت شوند. در نهایت، برای ایجاد روده تحریک پذیر اولاً دستگاه گوارش شما باید حساس تر از حد طبیعی باشد و ثانیا محرک‌ها نیز باید حضور داشته باشند. هر یک از این دو فاکتور به تنهایی قادر به ایجاد علائم روده تحریک پذیر نمی‌باشند.

❖ **آیا این بیماری فقط روده‌ها را درگیر می‌کند؟**

خیر، همانطور که اشاره کردم، این بیماری می‌تواند علائم خارج روده‌ای نیز داشته باشد، یعنی علائمی که مربوط به ارگان‌های خارج از دستگاه گوارش هستند. به نظر می‌رسد بیشتر ارگان‌ها که به وسیله‌ی

دستگاه عصبی خودکار[۲۶] تنظیم می‌شوند، می توانند مشکلات عملکردی مشابه‌ای داشته باشند. بطور مثال، انقباضات غیر طبیعی عضلات صاف جدار مثانه می‌تواند سبب تکرار ادرار شود و یا انقباضات غیر طبیعی عضلات صاف رحم می‌تواند منجر به قاعدگی دردناک گردد (دیس منوره[۲۷]). بنابراین، شما ممکن است انواع مختلفی از علائم را در سرتاسر بدن خود تجربه کنید.

❖ **آیا تمامی علائم بیماری به یک صورت با محرک‌ها مرتبط هستند؟**

خیر، بطور مثال درد شکم، اسهال و نفخ ممکن است به خوردن غذا مربوط بوده، در حالیکه یبوست، نفخ و تخلیه ناکامل (احساس اجابت مزاج ناکامل) ارتباط واضح و مشخصی با خوردن غذا نداشته باشد.

❖ **یکی از پزشکان اظهار داشت که علت بیماری من عفونتی است که در معده من وجود دارد! آیا شما موافقید؟**

مطالعات مختلفی وجود ارتباط میان سوء هاضمه بدون زخم[۲۸] و حضور یک نوع باکتری در معده که هلیکوباکترپیلوری[۲۹] نام دارد را ذکر کرده‌اند. سوء هاضمه بدون زخم نوع دیگری از بیماریهای عملکردی روده است که عمدتا به صورت درد در قسمت بالای شکم و سوء هاضمه تظاهر می کند. البته ذکر این نکته حائز اهمیت است که این عفونت شایعترین عفونت در دنیا است و حدود ۲۰٪ از افراد طبیعی در کشورهای پیشرفته و ۸۰-۷۰٪ افراد در کشورهای در حال توسعه مثل کشور ما این

---

[۲۶] - Autonomic nervous system
[۲۷] - Dysmenorrhea
[۲۸] - Non- Ulcer Dyspepsia
[۲۹] - Helicobacter-pylori

عفونت را در معده خود دارند. تا بحال، مطالعات زیادی در مورد ارتباط این عفونت و سؤ هاضمه بدون زخم انجام گردیده است ولی هیچکدام از این مطالعات بهبود قطعی و دراز مدت علائم را در بیماران بدنبال درمان این میکروب گزارش نکرده است. هر چند که ریشه کن نمودن این میکروب تاثیر مهمی در بهبودی علائم این بیماران ندارد، امروزه اکثر پزشکان معتقد هستند که این میکروب باید ریشه کن شود. چرا که، این عفونت نه تنها می‌تواند باعث زخم معده و اثنی عشر شده، بلکه در دراز مدت منجر به بروز سرطان معده گردد.

رابطه میان روده تحریک پذیر و عفونت هلیکوباکترپیلوری در معده از ارتباط میان این عفونت و سوء هاضمه بدون زخم هم کمرنگ تر است. به طور کلی شواهد و مطالعات حاکی از وجود ارتباط واضح و اثبات شده میان هلیکوباکترپیلوری و روده تحریک پذیر نمی باشد.[۱۵]

❖ **من سال گذشته در طی مسافرت ایام عید مبتلا به مسمومیت شدید گوارشی شدم. علائم شدید گوارشی من نظیر تب، اسهال و دل پیچه بعد از چند روز مرتفع شد. تا پیش از آن سفر من کاملاً سالم بودم ولی اکنون، من از روده تحریک پذیر رنج می‌برم. در طول سال گذشته هیچ تغییری در محیط اطراف من اتفاق نیفتاده است (چه از نظر غذایی و چه از نظر روحی و روانی) پس چرا من دچار روده تحریک پذیر شده ام؟**

سوال جالبی است! تعداد زیادی از مطالعات اخیر بروز روده تحریک پذیر را بعد از ابتلا به عفونت‌های گوارشی گزارش کرده‌اند. (روده تحریک پذیر پس از عفونت[۳۰]). بیایید به مدل "اختلال حرکت-

---

۳۰ - Post- infectious IBS

افزایش حساسیت" برگردیم. در جریان هر عفونت، سلول‌های التهابی مواد متعددی از خود آزاد می‌کنند (سیتوکین[۳۱]) که می‌توانند اعصاب موضعی را در دستگاه گوارش تحت تاثیر قرار داده و سبب افزایش حساسیت شوند. به عنوان مثال، تصور کنید که بازوی شما دچار سوختگی شده است. سطحی که اطراف سوختگی را احاطه می‌کند معمولا نسبت به لمس و درد، بسیار حساس تر از بقیه بدن شما است. علت این حساست، همان مواد شیمیایی رها شده از سلولهای التهابی یا سیتوکین‌ها است. سیتوکین‌ها می‌توانند دستگاه عصبی روده‌ای را تحت تاثیر قرار داده و منجر به درد و اسهال در دوره‌ی عفونت حاد گوارشی شوند. در بسیاری از افراد، تغییرات ناشی از التهاب بخشی از یک فرایند گذرا است که به محض برطرف شدن عفونت و فروکش کردن التهاب از بین می‌رود. اما در گروهی از افراد، علی رغم اینکه بخش عمده‌ای التهاب در روده ها برطرف شده است، اثرات آن به صورت اختلال در حرکت و حساسیت روده باقی می‌ماند. در این افراد، محرک‌هایی که قبلاً برای آنها اختلال حرکت روده و درد ایجاد نمی‌کرده است میتواند باعث ایجاد علائم شود.

بخاطر داشته باشید که "روده تحریک پذیر پس از عفونت" فقط گروه اندکی از بیمارن روده تحریک پذیر را شامل می شود و اکثر بیماران مبتلا به روده تحریک پذیر ، در این گروه قرار نمی‌گیرند.

❖ **پس افزایش حساسیت رودهِ من فقط به دلیل افزایش حساسیت در سطح دستگاه گوارش می باشد؟**

خیر، افزایش حساسیت روده می‌تواند به علت مشکلات متنوعی

---

[۳۱] - Cytokines

در سطوح مختلف محور مغزی رودهای، به وجود آید. در مثال قبلی مواد شیمیایی رها شده از سلولهای التهابی سبب تحریک انتهای عصبی اعصاب آوران محور مغزی رودهای می شدند. رها شدن سایر مواد شیمیایی مانند سروتونین[۳۲] و دیگر مواد شیمیایی رها شده از سلولهای التهابی(میانجی‌ها[۳۳]) و سلول‌های مست (ماست سل ها)[۳۴] می‌تواند منجر به افزایش حساسیت روده شوند. از طرف دیگر، بسیاری از بیماران مبتلا به روده تحریک پذیر مشکلاتی در بخش مغزی محور مغزی رودهای دارند.

شکل ۸: ارتباط ادراک درد و شدت محرک

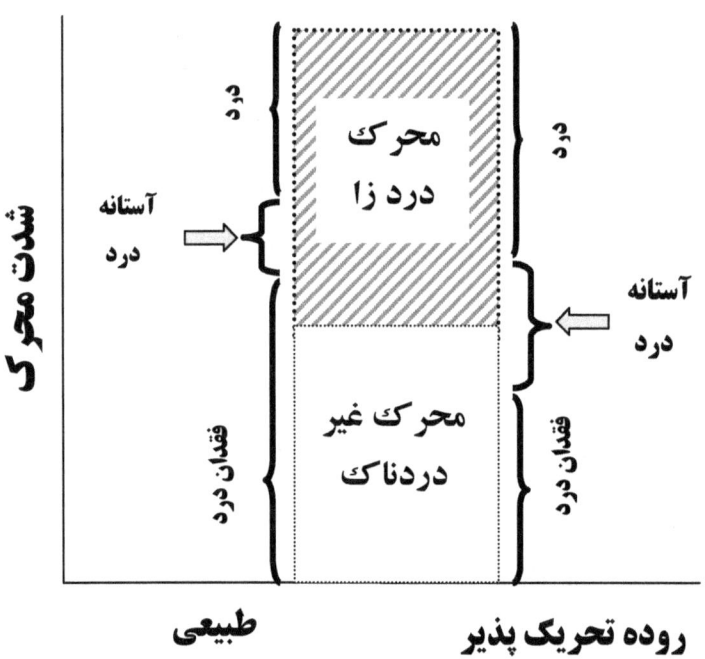

یک نظر به شکل ۸ نشان می‌دهد که در افراد طبیعی تمام

۳۲ - Serotonin
۳۳ - Mediators
۳۴ - Mast cell

محرک‌ها نمی‌توانند سبب احساس درد شوند. چرا؟ چون یک مرکز مهار کننده درد در مغز وجود دارد که می‌تواند حس درد را سرکوب کند. این مراکز از مواد شیمیایی مانند مخدرهای درونی (نارکوتیک‌ها[۳۵] و اندورفین[۳۶]) که به طور موضعی ساخته شده‌اند، استفاده می کند و احساس درد را قبل از رسیدن به مزاکز هوشیاری مهار می نماید. در نتیجه شما درد را احساس نمی کنید در حالیکه، در بعضی از بیماران مبتلا به روده تحریک پذیر ، مرکز مهار درد دچار اختلال عملکرد می باشد. این امر منجر به افزایش حس درد ناشی از محرک‌های درد زای بسیار جزئی می‌شود. به این پدیده هایپرآلجزی[۳۷] می گویند. در این حالت محرک هایی که در افراد طبیعی باعث ایجاد درد نمی شود میتواند بصورت محرک درد زا، ایجاد درد کند. در موارد شدید بیماری روده تحریک پذیر، حتی محرک‌های غیر دردناک نیز سبب درد می‌شوند (آلودینیا[۳۸]) . بنابراین، حتی حرکت طبیعی روده بدنبال مصرف یک غذای معمولی می‌تواند باعث درد شود. عواطف، احساسات و استرس می‌تواند عملکرد این مرکز مهاری را تحت تاثیر قرار دهد و جای تعجب نیست که سلامت روانی اثر مهمی در میزان و شدت ادراک درد دارد.

❖ **می گویند، میلیون‌ها باکتری در روده ما زندگی می کنند. آیا این حقیقت دارد؟ اگر چنین است، نقش این باکتری‌ها در روده تحریک پذیر چیست؟**

روده وسیعترین سطحی است که بدن انسان را با محیط خارج

۳۵ - Narcotics
۳۶ - Endorphin
۳۷ - Hyperalgesia
۳۸ - Alodynia

مرتبط می‌سازد. این تماس توسط بیش از ۲۰۰ متر مربع از سطح روده با محیط خارج و خصوصاً غذا صورت می گیرد. بنابراین عجیب نیست که تعداد بیشماری از باکتری ها روزانه وارد دستگاه گوارش می شوند. برای مثال، حدود ۱۰۰ میلیارد کلونی در هر میلی متر مکعب بزاق وجود دارد. تعداد مشابهی باکتری در روده بزرگ و مدفوع یافت می‌شود. این باکتریها ساکنان طبیعی [۳۹] (باکتریهای خوب) روده هستند و با بدن انسان همزیستی مسالمت آمیز دارند. به دلیل اسید معده و حضور آنزیمهای هضم غذا در روده کوچک، محیط معده و روده کوچک تقریبا عاری از باکتری است. طبق نظریه اخیرا پژوهشگران، یکی از علل ایجاد روده تحریک پذیر می‌تواند عدم تعادل بین باکتری‌های خوب و بد در روده بزرگ باشد.[۱۶] این عدم تعادل سبب ایجاد عفونت گوارشی و اسهال حاد نشده، ولی می تواند سبب اختلال در مواد آزاد شده از سلول های التهابی بدن گردد. در یک مطالعه، این اختلال در مواد آزاد شده از سلول های التهابی با مصرف باکتری‌های خوب برطرف شده است هر چند که نتیجه گیری در مورد مصرف این باکتری ها هنوز بسیار زود است.

❖ **تابستان گذشته من ورشکست شدم و در حالیکه زیر فشار شدید عصبی بودم دچار روده تحریک پذیر شدم. در حال حاضر من دیگر مشکل مالی ندارم و کارم به وضعیت قبلی برگشته است ولی همچنان از علائم بیماری رنج می‌برم. چگونه در صورتی که محرک ایجاد بیماری دیگر در من وجود ندارد، هنوز همان علائم را دارم؟**

پیش از پاسخ به این سوال، اجازه دهید در مورد یک سری مطالعه‌ی جدید در زمینه‌ی نقش استرس در اختلالات دستگاه گوارش

---

[۳۹] - Bacterial Flora

توضیح دهم. باید بگویم که این موضوع از مباحثی است که در تحقیقات دستگاه گوارش خیلی کم به آن پرداخته شده است. بعضی از محققین ارتباط میان استرس و دستگاه گوارش را در موشهای آزمایشگاهی بررسی کرده‌اند. (موشها از آب خیلی می‌ترسند و ترس آنها از غرق شدن استرس فراوانی برای آنها ایجاد می‌کند). در این مطالعات مشاهده شده است که بعد از ۵ روز مواجهه با شرایط پر استرس (اجبار به شنا)، تعداد سلولهای مست در روده موشها افزایش یافته است.[۱۷،۱۸]

حال، ممکن است بپرسید سلولهای مست چه هستند؟ سلولهای مست گروهی از سلولهای مرتبط با عملکرد سیستم ایمنی می باشند که در دستگاه گوارش، جزء واسطه‌های موجود در محور مغزی روده‌ای هستند. در واقع، این سلولها توسط اعصاب (وابران) محور مغزی روده‌ای در هنگام استرس تحریک شده و مقدار قابل توجهی از انتقال دهنده های عصبی را در دستگاه گوارش آزاد می کنند. این مواد شیمیایی و سیتوکین‌ها تغییرات زیادی ایجاد کرده که از آن جمله می توان به افزایش حساسیت اعصاب حسی روده (آوران)، افزایش تراوایی مخاطی، افزایش ترشح و حرکات روده و بسیاری دیگر از عملکردهای این مواد در روده اشاره کرد.[۱۹] افزایش تراوایی مخاطی می تواند باعث مواجه شدن سیستم ایمنی بدن با مواد غذایی و باکتری های روده شده و در نتیجه سیستم ایمنی دستگاه گوارش تقویت می گردد. این عمل می تواند سلول های ایمنی را به محل روده ها فرا خواند که آنها می توانند مقدار بیشتری از مواد شیمیایی التهابی را در محل آزاد سازند.

اثر دیگر طیف وسیع مواد شیمیایی آزاد شده از سلولهای مست

دردستگاه گوارش، افزایش حساسیت اعصاب آوران محور مغزی روده‌ای بوده که این فرایند می‌تواند منجر به افزایش تحریک پذیری این اعصاب شده و نهایتاً باعث افزایش خروجی این سیستم به مغز گردد. مغز در پاسخ به این تحریک، سیستم اعصاب وابران را فعال می سازد و افزایش فعالیت این اعصاب در محور مغزی روده‌ای منجر به افزایش رها شدن میانجی‌ها از سلولهای مست می‌شود. به این صورت، این چرخه خود را تقویت کرده[۴۰] و ایجاد یک چرخه‌ی معیوب (خودکار) [۴۱] در دستگاه گوارش می کند. حال اجازه دهید سوال شما را به این شکل مطرح کنم "اگر من در معرض استرس باشم، آیا اثر این استرس در بدن من دائمی است یا موقتی؟" متاسفانه من نمی‌توانم پاسخ واضح و دقیقی به این سوال بدهم. به شکل ۷ مراجعه کنید تا متوجه شوید که استرس چگونه روی دستگاه گوارش شما اثر کرده و سیکل معیوب ایجاد می‌نمایدو چگونه این چرخه می‌تواند حتی در غیاب فاکتور آغاز کننده تداوم یابد!

❖ **سلولهای مست موجود در دستگاه گوارش انسان چه نقشی در روده تحریک پذیر ایفا می کنند؟**

متأسفانه مطالعه در این زمینه تا کنون بسیار محدود بوده است. من و همکارانم اخیرا یک مطالعه در زمینه نقش استرس میان داوطلبان سالم منتشر کرده‌ایم.[۲۰] در این مطالعه به این نتیجه رسیدیم که تعداد سلولهای مست موجود در مخاط روده بزرگ فقط به میزان اندکی بدنبال مواجهه افراد با شرایط پر استرس افزایش یافت. در این مطالعه ما از ایجاد درد موضعی در دست با قرار دادن در آب یخ به مدت ۱۵ دقیقه برای ۵

---

۴۰ - Self- amplifying loop
۴۱ - Vicious cycle

روز متوالی بعنوان منبع ایجاد استرس استفاده کردیم. ایجاد درد در دست با قرار دادن دست در آب یخ از زمانهای قدیم برای بررسی اثر استرس بر روی قلب مورد استفاده بوده است ولی ما اثرات این استرس را بر روی دستگاه گوارش بررسی کردیم. نتایج این مطالعه نشان داد که هنگامی که افراد با استرس روبرو می‌شوند، سلولهای مست که گیرنده نهایی محور مغزی روده‌ای (در دستگاه گوارش) می باشند، مواد شیمایی از خود ترشح می کنند و آزاد شدن این مواد در مخاط دستگاه گوارش سبب صدمه به سلولهای مخاطی دستگاه گوارش میگردد.

❖ **خوب، آیا امکان دارد این یافته‌ها را به روده تحریک پذیر نسبت داد ؟**

نه کاملاً. اما این یافته‌ها حاکی از این است که بدنبال استرس‌های مکرر تغییرات ساختاری در دستگاه گوارش ایجاد می‌شود .نتایج دیگر مطالعات در این زمینه نشان می دهد که اشخاص مبتلا به روده تحریک پذیر در مخاط روده تعداد بیشتری سلولهای مست داشته و این سلولها در نزدیکی اعصاب حسی آوران مخاط روده قرار دارند.[۲۳-۲۱]

❖ **بنابراین، منظور شما این است که استرس می‌تواند تغییرات و تخریب دائمی در روده ایجاد کند؟**

در حال حاضر، دانش ما در مورد اثر استرس بر روی دستگاه گوارش محدود است. ما نمی‌توانیم با قاطعیت بگوئیم که اثرات استرس بر روی دستگاه گوارش هر فرد تا چه مدت باقی می‌ماند. در بسیاری از افراد، اثر شرایط استرس زا بر روی دستگاه گوارش موقتی بوده و با مرتفع شدن این شرایط تأثیر آن بر روی بدن از بین می‌رود. اما متأسفانه، اثر استرس می‌تواند بصورت خاطرات ناراحت کننده و افکار تکرار شونده

در بعضی از افراد تداوم یابد. برای مثال، خاطرات آزار و اذیت جسمی و جنسی خصوصاً در دوران کودکی می‌توانند برای مدتهای طولانی باقی مانده و سبب اثرات ناخوشایند طولانی مدت گردد.

❖ **من خاطرات بدی از دوران کودکی خود دارم. آیا فکر می‌کنید خاطرات گذشته با بیماری اخیر من که از سال گذشته شروع شده است، ارتباط دارد؟**

دکتر درسمن: روده تحریک پذیر اختلالی است که در آن علائمی چون درد، اسهال و یبوست می‌توانند در اثر افکار و احساسات تشدید گردد.[۲۴,۲۵] در نتیجه، جای تعجب نیست که علائم گوارشی در شرایط پر استرس نظیر اهدای جوایز، مسافرت و یا یادآوری وقایع ناراحت کننده مثل آزارهای جسمی و جنسی یا از دست دادن عزیزان که سالیان قبل رخ داده است، تشدید گردد.[۲۶,۲۷] از طرف دیگر ذهن انسان این توانایی را دارد که درد و سایر علائم را طی خواب مصنوعی[۴۲] (هیپنوتیسم) ، خلسه فکری (مدیتیشن[۴۳]) و تمدد اعصاب[۴۴] مهار کند. ما این را ارتباط " محورمغزی- روده ای" می‌نامیم. امروزه شواهد علمی نشان می دهند که خاطرات بد دوران کودکی شامل آزارهای جسمی و جنسی، محرومیتهای عاطفی[۴۵]، ترک عزیزان[۴۶] و یا خسارت‌های جسمی و مالی شدید می‌توانند منجر به علائم گوارشی مدتها بعد از این وقایع شوند. در واقع، این تجارب تکان دهنده و اثرات روحی و روانی آنها می توانند منجر به نوعی تغییرات ساختاری در مغز شوند که فعالیت مغز را در

[۴۲] - Hypnosis
[۴۳] - Focused meditation
[۴۴] - Relaxation
[۴۵] - Emotional deprivation
[۴۶] - Abandonment

جهت تنظیم برخی از امور مختل نماینـد. در ایـن افـراد مـصرف داروهـای ضد افسردگی و برخی از درمانهای روانشناختی می‌تواند مفید باشد.

❖ **آیا استرس تنها محرک روانی است که علائم مـن را تحت تـاثیر قرار می‌دهد؟**

استرس و اضطراب معمولاً در اثر حـوادث غیر مترقبه زندگی مانند طلاق، مرگ عزیزان و یا از دست دادن شغل پدید می‌آید. همچنین وقایع عادی و روزمره مانند مجادله و بگو مگو در خانه یا سرِکار میتوانـد عامل ایجاد استرس و اضطراب باشد. در واقع همانطور که پیش از این گفتم، هر گونه تغییر در سبک زندگی یا محیط، چه خـوب و چه بـد، می‌تواند منجر به استرس و اضطراب شود. استرس و اضطراب می‌توانـد بـه علت خاطرات نامطلوب و یا افکار تکرار شونده بوجود بیایـد. ایـن مطلـب بخصوص در مورد وقایع دوران کودکی مصداق دارد.

علاوه بر استرس و اضطراب، سایر محرک‌ها و شرایط روانی نیـز می‌توانند در روند بیماری سندرم روده تحریک پذیر نقش داشته باشنـد. این موارد شامل افسردگی، دردهای شدید و مـزمن، عـادت ماهیانـه در خانمها و بی‌خوابی هستند. همچنین ذکر این نکته حائز اهمیـت اسـت کـه وجود استرس به تنهایی عامل تعین کننده نمی باشد، بلکه قدرتهای دفاعی بدن و میزان تحمل آنها نیز نقش کلیدی در پاسخ به استرس هـای محیطـی دارد. جزئیات این موضوع در فصل درمان روده تحریک پذیر به تفـصیل بیان خواهد شد.

❖ **من به یک پزشک متخصص آلرژی مراجعه کردم. ایشان هنگـام توضیح بیماری آلرژیک (حساسیتی) من از اصطلاح «سلولهای مـست» زیاد استفاده می‌کردند. آیا این همان نوع سلول مـست اسـت کـه شما**

راجع به آن صحبت می‌کنید؟

بله، در واقع سلولهای مست عملکردهای مختلفی در بدن دارند. آنها نقشی حیاتی در شروع و تداوم آلرژی‌ها، حفظ بدن در برابر عوامل عفونی و فعال کردن سیستم دفاعی (ایمنی) بدن دارند. [۱۹]

❖ **آیا آلرژی دستگاه تنفسی (گرفتگی و آبریزش بینی به دلیل حساسیت) و سایر انواع آلرژی‌ها به روده تحریک پذیر ارتباط دارند ؟**

من و همکارانم اخیراً در یک مطالعه تحقیقاتی نشان دادیم که اختلالات آلرژیک ارتباط نزدیکی با روده تحریک پذیر دارند. اطلاعات بدست آمده از این مطالعات نشان می‌دهد که در افراد مبتلا به روده تحریک پذیر ، وقوع آلرژی‌ها بیشتر است.[۲۸] از طرف دیگر، در افراد آلرژیک امکانِ داشتن روده تحریک پذیر بیشتر است. این یافته تعجب برانگیز نیست، چرا که سلولهای مست به عنوان یکی از اجزای کلیدی در هر دو اختلال وجود دارند. بر اساس نتایج بدست آمده، به نظر می رسد که یک گروه از بیماران با روده تحریک پذیر که ما آنها را بیماران مبتلا به "روده تحریک پذیر آلرژیک (آتوپیک[۴۷])" نامیدیم سابقه وسیعی از بیماریهای آلرژیک نظیر اکزما[۴۸] (حساسیت پوستی)، تب یونجه[۴۹] (حساسیت به آلرژن‌های شایع محیطی که به صورت گرفتگی و آبریزش بینی و عطسه تظاهر می کند) و آسم، دارند.

❖ **آیا آلرژی غذایی ("حساسیت غذایی") هم با روده تحریک پذیر مرتبط است؟**

دکتر فرهادی: اصولاً این دو بیماری با وجود شباهت های

---

۴۷ - Atopic
۴۸ - Eczema
۴۹ - Hay fever

بسیار در علائم بیماری کاملاً از هم متفاوت هستند. با این حال، جدا کردن این دو گروه از هم یک مشکل اساسی تشخیصی است. علائم بیماری حساسیت غذایی معمولاً به صورت یک واکنش فوری نسبت به غذایی خاص و یا دسته‌ی خاصی از غذاها است. این واکنش‌ها هر بار با مصرف این غذای خاص مشاهده می گردد و معمولاً به صورت تورم، درد و خارش در دهان و گلو، درد شکم و اسهال بلافاصله بعد از خوردن غذای خاص می‌باشد. از جمله دیگر علائم می توان از خارش پوست، بثورات پوستی، کهیر و تنگی نفس نام برد. فرم شدید حساسیت غذایی می‌تواند به صورت شوک حساسیتی (آنافیلاکسی [۵۰]) تظاهر یابد. آنافیلاکسی یک پاسخ آلرژیک بسیار شدید و خطرناک بوده و نیاز به درمان جدی و [۵۱] فوری دارد. گاهی اوقات حساسیت غذایی می‌تواند به صورت علائم تاخیری و جزئی بروز کند که در این موارد تشخیص این بیماری بسیار مشکل می‌شود.

دکتر توبین [۵۲]: می‌تواند مرتبط باشد. در حساسیت غذایی، درد شکم و یا احساس ناراحتی می‌تواند با علائمی همچون خارش لبها، درون دهان، زبان و گلو همراه باشد. حتی امکان دارد در این مناطق تورم ایجاد شود بصورتی که اختلال در بلع و صحبت کردن به وجود می آید. بعضی افراد از اسهال به همراه خارش بینی، بثورات پوستی و یا کهیر شکایت می کنند. هنگامی که شخصی دچار تورم، تنگی نفس و سرگیجه می‌شود بدان معنی است که او دچار "واکنش آنافیلاکتیک" نسبت به آن غذای

---

[۵۰] - Anaphylaxis
[۵۱] - Critical care
[۵۲] - Dr. Tobin

خاص شده است و باید کاملاً از آن غذا اجتناب کند و اپی نفرین[۵۳] را به عنوان درمان همراه داشته باشد.

واکنش‌های آلرژیک به غذا معمولا در عرض ۲ ساعت پس از خوردن ایجاد می‌شوند و می‌توانند تا حدودی با هر بار مصرف غذا مجددا ظاهر شوند. در بزرگسالان شایعترین خوراکیهایی که مصرف آنها منجر به واکنش‌های حساسیتی می‌شوند بادام‌زمینی، گردو فندق، بادام، ماهی و صدف می‌باشند. ضمناً خوراکی‌های دیگری مانند سیب، هویج، موز، هندوانه، طالبی و گوجه فرنگی نیز می توانند سبب اینگونه واکنش‌ها در بدن شوند. افرادی که آلرژی فصلی و یا سابقه‌ی اگزمای آلرژیک (بثورات پوستی) دارند امکان دارد که دچار حساسیت غذایی باشند که همانند آلرژی فصلیشان در طول بهار و پاییز تشدید می‌شود. آنها همچنین می‌توانند نسبت به میوه‌ها و سبزیجاتی که پروتئین‌های مشترک با گرده گیاهان دارند واکنش نشان دهند.

در این موارد نیز، خارش پوست، علائم دهانی و حتی مشکلات مربوط به تنگی نفس می‌تواند همراه با مشکلات گوارشی مشاهده گردد. تشخیص این آلرژی‌ها کار دشواری است ولی بررسی مواد غذایی مصرف شده و زمان شروع علائم پس از خوردن غذا و نوع علائم، اولین قدم در ارزیابی نقش حساسیت غذایی در افراد مبتلا به روده تحریک پذیر می باشد.

❖ **من قادر به تحمل شیر نیستم. هر زمان که شیر می‌نوشم دچار نفخ و اسهال می‌شوم. آیا این آلرژی به شیر است؟**

---

[۵۳] - Epinephrin

دکتر توبین: خیر، این حساسیت به شیر نیست. این مورد معمولاً به علت عدم تحمل لاکتوز موجود در شیر است. دلیل اصلی این حالت عدم وجود آنزیم لازم جهت شکستن قند شیر یا لاکتوز می باشد. بعضی مواقع، استفاده از محصولاتی که آنزیم لاکتاز به آنها اضافه شده است به شما این امکان را می‌دهد تا بدون ایجاد علائم، شیر مصرف کنید. عدم تحمل لاکتوز معمولاً در کشورهای آسیایی و آفریقایی دیده می‌شود ولی این حالت می‌تواند بدنبال عفونت شدید روده‌ای و یا افزایش سن نیز ایجاد گردد.

❖ **من سفری به خارج نداشته و محیط اطراف من، رژیم غذایی و استرس‌هایم تغییر نکرده‌اند. با این وجود، از اسهالی که تدریجا در طول ۶ ماه اخیر ایجاد شده است رنج می‌برم. آیا من نوع خاصی از روده تحریک پذیر دارم؟**

شاید. مطالعات جدید در زمینه‌ی بیماری روده تحریک پذیر حاکی از وجود عدم تعادل مواد واسطه ای التهاب (سیتوکین‌ها) در افراد مبتلا به این بیماری است.[۱۶، ۲۳، ۲۹] همانطور که احتمالا بخاطر دارید، سیتوکین‌ها مواد شیمیایی هستند که از سلولهای متنوعی، بخصوص سلولهای ایمنی و سلولهای مست، آزاد می‌شوند. سیتوکین‌ها تغییرات التهابی در بدن ایجاد می کنند. زیرا، سیتوکین‌های التهاب-زا[۵۴] و ضد-التهابی[۵۵] هر دو در بدن وجود دارند. عدم تعادل میان این سیتوکین‌ها بدین گونه است که سیتوکین‌های التهاب-زا بر سیتوکین‌های ضد التهابی غلبه می‌کنند. این عدم تعادل در روده تحریک پذیر باعث ایجاد یک فرایند التهابی می‌شود که در سطح سلولی بوده و نمی‌توان با روشهای تشخیصی

---

[۵۴] - Pro- inflammatory
[۵۵] - Anti- inflammatory

مرسوم مانند آندوسکوپی و یا نمونه برداری بافتی (بررسی میکروسکوپی) آن را تشخیص داد. مجددا تأکید می‌کنم که این یافته فقط در گروهی از بیماران وجود دارد و قابل تعمیم به تمام بیماران مبتلا به روده تحریک پذیر نیست. از این گذشته، کاربردهای درمانی این یافته در تشخیص و درمان بیماری روده تحریک پذیر هنوز کاملاً مشخص نشده است.

❖   **بنابراین بنظر می‌رسد که ما انواع مختلفی از بیماری روده تحریک پذیر داریم: روده تحریک پذیر "پس از عفونت" ، "روده تحریک پذیر "پس از استرس" ، "روده تحریک پذیر آتوپیک" و ... این خیلی گیج کننده است!!**

این دسته بندی تنها به منظور روشن شدن بهتر مطالب عنوان گردیده و در حال حاضر نقش عمده ای در تشخیص و یا درمان روده تحریک پذیر ندارد. به نظر من، روده تحریک پذیر تظاهر گروهی از بیماریهای متفاوت است که همه یک نکته مشترک دارند: اختلالات حرکت و افزایش حساسیت روده. با این وجود، دانش محدود موجود، این امکان را به ما نمی‌دهد که این بیماریها را از یکدیگر جدا سازیم. بنابراین ما همه آنها را زیر یک چتر مشترک با نام "سندرم روده تحریک پذیر" گرد می آوریم!

در نتیجه، تقسیم بندی موجود برای روده تحریک پذیر تنها بر اساس نوع اجابت مزاج می‌باشد. با استفاده از این تقسیم بندی، ما روده تحریک پذیر را به سه نوع تقسیم می‌کنیم:

✓   روده تحریک پذیر با علامت غالب اسهال

✓   روده تحریک پذیر با علامت غالب یبوست

✓   روده تحریک پذیر با علامت اسهال و یبوست متناوب

فصل سوم

علائم بیماری

در این فصل شما خواهید آموخت:

✔ علائم سندرم روده تحریک پذیر چیست.

✔ چرا اکثرا درد بیماران پس از خوردن غذا تشدید می‌گردد.

✔ آیا لاغری و بی‌اشتهایی جز علائم این بیماری است.

✔ چه اتفاقی برای شما خواهد افتاد.

✔ آیا سیگار نیز محرک است.

✔ علت نفخ روده چیست و منشا افزایش گاز درون روده‌ها از کجاست.

✔ چگونه عدم تحمل لاکتوز علائمی مشابه با سندرم روده تحریک پـذیر ایجاد می‌کند.

❖ **علائم سندرم روده تحریک پذیر چیست؟**

شکل ۹ : علائم شایع مرتبط با سندرم روده تحریک پذیر

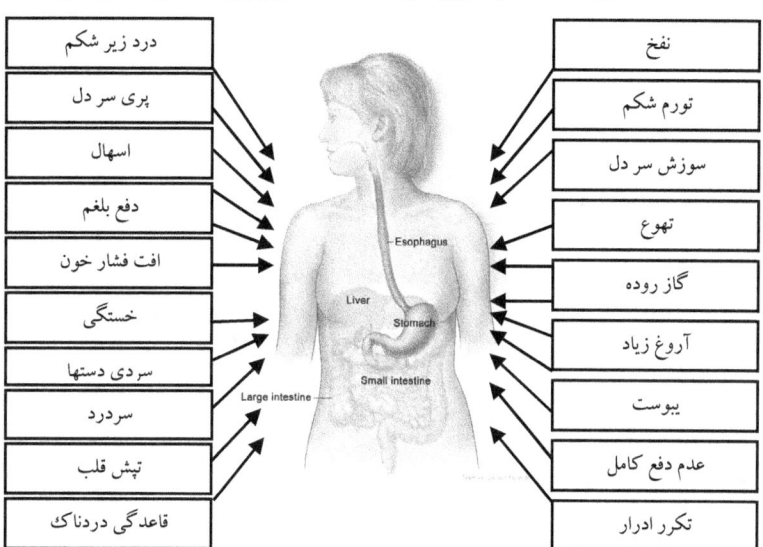

درد زیر شکم	نفخ
پری سر دل	تورم شکم
اسهال	سوزش سر دل
دفع بلغم	تهوع
افت فشار خون	گاز روده
خستگی	آروغ زیاد
سردی دستها	یبوست
سردرد	عدم دفع کامل
تپش قلب	تکرر ادرار
قاعدگی دردناک	

در نگاه اول ممکن است به نظر برسد که علائم روده تحریک پذیر به دستگاه گوارش محدود است. در حالیکه علائم این بیماری محدود به دستگاه گوارش نبوده و بسیاری از علائمِ خارج از دستگاه گوارش با روده تحریک پذیر مرتبطند. (شکل ۹).

علائمِ خارج رودهای عمدتاً مربوط به اضطراب زمینه ای موجود در فرد است. همانطور که در این شکل مشاهده می کنید. علائم روده تحریک پذیر بسیار متنوع بوده و شامل درد شکم، دل پیچه، نفخ، پری سر دل، تورم شکم، یبوست، عدم دفع کامل و دفع بلغم و خلط در مدفوع می باشد. از علائم خارج رودهای می توان از سردرد، تپش قلب، تکرار ادرار، قاعدگی دردناک (دیس منوره[۵۶]) و سردی دستها نام برد. روده

---

[۵۶] - Dysmenorrhea

تحریک پذیر به طور شایع با درد منتشر عضلانی (فیبرومیالژی[57]) و سندرم خستگی مزمن (احساس کمبود انرژی و خستگی در تمام اوقات) ارتباط دارد.

❖ **آیا در تمام بیماران مبتلا به روده تحریک پذیر همه این علائم وجود دارد؟**

خیر، اکثر بیماران یک یا تعدادی از این علائم را دارا بوده و همه‌ی این علائم معمولاً در یک فرد دیده نمی شود.

❖ **درد شکم در این بیماری به چه صورت است؟**

درد شکم در این بیماری اشکال بسیار متنوعی دارد و حتی در یک فرد نیز می‌تواند در زمانهای متفاوت به گونه‌های مختلفی ظاهر گردد. نمونه بارز درد شکم در مبتلایان به روده تحریک پذیر، دردی مبهم در اطراف ناف است که معمولاً با اجابت مزاج بهبود می یابد. این درد اکثراً با خوردن غذا بیشتر می‌شود و ماهیت دل پیچه دارد. همچنین، ممکن است بیماران از درد سوزشی سر دل هنگام گرسنگی شکایت کنند. علاوه بر این، درد شکم می‌تواند در طول زمان تغییر کند. از دیگر انواع درد شکم در این بیماری می‌توان دردهای شدید تیر کشنده و خنجری را نام برد که در قسمت تحتانی شکم و مقعد ایجاد می‌شود.

❖ **چرا اکثراً درد بیماران پس از خوردن غذا تشدید می‌گردد و بدنبال اجابت مزاج بهبود می‌یابد؟**

سوال خوبی است! همانطور که از تعریف بیماری بر می‌آید، این بیماری یک اختلال عملکردی دستگاه گوارش است و در نتیجه هنگام

---

۵۷ - Fibromyalgia

فعالیت دستگاه گوارش خود را نمایان می سازد. درست مانند نقص موتور اتوموبیل که به هنگام کار کردن آن ظاهر می‌شود. مصرف غذا از طریق اتساع معده سبب افزایش حرکات روده ها می‌شود، که این خود موجب افزایش فعالیت محور مغزی روده‌ای و آزاد شدن هورمونها می گردد. این تحریکات باعث می‌شوند تا دستگاه گوارش که در بیماری روده تحریک پذیر از حساسیت بالاتری برخوردار است ، بیش از حد واکنش نشان دهد و دچار انقباضات نابجا (اسپاسم) گردد. این انقباضات نابجا فشار درون دستگاه گوارش را افزایش داده و ایجاد درد می کند. بدنبال اجابت مزاج این افزایش فشار کاهش یافته و درد شکم پس از مدتی آرام می شود.

❖ **چرا علائم بیماران همیشگی نیست؟ یا بهتر بگوییم چرا علائم بصورت گاهگاهی به سراغ من می‌آید؟**

معمولاً بروز علائم به علت حضور یک و یا ترکیبی از محرکها می باشد. به طور مثال، فردی را در نظر بگیرید که در ماه گذشته با مشکل شغلی و استرس زیاد مواجه بوده و دچار سو هاضمه شدید با یک سری از غذاها می شده است. مدتی بعد، همین فرد وقتی در مرخصی، هیچ مشکلی با مصرف همان غذاها ندارد. پس می‌بینیم که بروز علائم بسته به شرایط مختلف محیطی می تواند از زمانی به زمان دیگر کاملاً متفاوت باشد.

❖ **آیا پاسخ به محرک‌های مختلف مشابه است؟**

خیر، همانطور که در بالا ذکر شد، طیف وسیعی از علائم در این بیماری وجود دارد. در یک طرف این طیف علائمی وجود دارند که نتیجه‌ی افزایش حساسیت[۵۸] روده ها هستند مثل درد شکم و در انتهای

---

[۵۸] - Hypersensitivity

دیگر طیف علائمی هستند که بدنبال اختلال حرکات[۵۹] روده ها ایجاد می‌شوند مثل اسهال و یبوست. علائم اکثر بیماران در وسط این طیف قرار می گیرد مانند دل پیچه، احساس پری سر دل و اتساع شکم .فقط تعداد اندکی از بیماران در دو سر این طیف قرار دارند یعنی تنهاازدرد و یا فقط اختلال حرکتی روده بدون درد شکایت دارند. پس جای تعجب نیست اگر شما علائم متعددی دارید که در این طیف قرار می گیرد.

❖ **آیا لاغری و بی‌اشتهایی جز علائم این بیماری است؟**

خیر، این علائم، علائم هشدار دهنده!! هستند و تقریباً همیشه نشان دهنده‌ی یک اختلال ارگانیک می‌باشند. وجه مشخصه مبتلایان به روده تحریک پذیر وزن ثابت آنها در حضور سابقه چند ساله بیماری است. لذا وجود لاغری، بی‌اشتهایی، تب، کم خونی و دفع خون در مدفوع نشانه روده تحریک پذیر نیست و باید بررسیهای گسترده‌تری در جهت یافتن علت اصلی این علائم صورت گیرد.

❖ **سیر این بیماری چگونه است؟ آیا این بیماری سیر پیشرونده دارد ؟**

این اختلال یک بیماری مزمن است. البته منظور این نیست که علائمِ شما همیشگی می باشد. اتفاقاً علائم بیماری بطور معمول، گاهگاهی است. یعنی اینکه، این بیماری برای مدتی شما را می‌آزارد، بعد یک تا چند هفته و یا حتی چند ماه از آن خبری نیست و دوباره تکرار می‌شود. البته طول دوره بیماری یا دوره بهبود نیز بستگی به حضور و یا عدم حضور محرک‌ها داشته و در نتیجه طول دوره آن کاملاً متغیر است.

[۵۹] - Dysmotility

❖ **بر طبق این صحبت، آیا من این بیماری را برای همیشه خـواهم داشت؟**

متاسفانه، بله! به همین دلیل است کـه بیمـاران بـه پزشـکان متعـدد مراجعه می‌نمایند و تحت درمانهای متفاوتی قرار می گیرند. شاید یک روز درمان قطعی برای این بیماری پیدا شود!

❖ **پس احتمال اینکه من یک دوره‌ی بدون بیماری طولانی داشته باشم بسیار کم است؟ آیا امکان بهبود کامل وجود دارد؟**

هر چند کم، اما ایـن احتمـال وجـود دارد. بـر طبـق آمـار، سـالانه گروه کوچکی از بیماران (حدود ۵٪) کاملاً بهبود می‌یابند، بنـابراین، ایـن رقم هر چند کم است اما روزنه‌ی امید را به روی بیمار می گشاید.

❖ **چه غذاهایی محرک به حساب می‌آیند؟**

جواب دادن به این سوال بسیار دشوار است. زیرا که تـأثیر غـذاها روی افراد مختلف متفاوت است. برای مثال، نوشابه‌های گاز دار در بعضی افراد باعث نفخ و سوء هاضمه می شود در حالیکه عده‌ای بـرای رفـع سـوء هاضمه از آن استفاده می‌نمایند. سبزی خام و میوه‌های تازه سـبب احـساس ناراحتی در بعضی افراد می‌شود، در حالیکه عمده‌ی بیماران هیچ مشکلی با این نوع خوراکی ها ندارنـد. لـذا تعیین محرکهـا بـه طـور کامـل عملـی و امکان پذیر نمی‌باشد. یعنی نمی‌توان یک قانون عمده وضع کـرد کـه مـثلا ادویه‌ها محرکند و نان سفید محرک نیست. پس محرکها در هـر فـرد بایـد بطور جداگانه بررسی شود.

❖ **بنابراین هیچ غذایی فی النفسه محرک نیـست بلکـه تعـدادی از غذاها در بعضی افراد آنهم در بعضی شرایط محرک بحساب می‌آیند؟**

درک شما از مسئله کاملاً درست است.

❖ **حال که نمی‌توان محرکها را دقیقا بـرای همـه افـراد شناسـایی نمود، بگویید چه غذاهایی در اکثر بیماران باعث ایجاد علائم می‌گردد؟**

می‌توان گفت که ترشیجات، خصوصا ترشی سیر، سیر خام یا سرخ کرده، پیاز خام، ادویه جات و فلفل قرمز و سیاه سر دسته محرکهـا بحساب می‌آیند. طبعاً غذاهایی کـه بـا ایـن مـواد درسـت شـده باشـند نیـز محرک هستند نظیر: سوسیس، کالبـاس، پیتـزا، نوشـابه و سـس‌هـا. از بیـن خورش‌ها نیـز بیمـاران بیشتر از قورمـه سبزی شکایت دارند. عده‌ای بـا خوردن سوپ سبزیجات، غذاهای چرب و سرخ کردنی‌هـا دچـار مـشکل می‌شوند. عده‌ای با خوردن غذاهای آبکی، مثل آش، سـوپ و آبگوشـت ناراحت می‌گردند. تعدادی با خوردن میوه خام از جملـه شـلیل، اووکـادو، هندوانه، خربزه، زردآلو و نارنگی دچار مـشکل مـی‌شـوند و عـده‌ای بـا خوردن سبزی خام خصوصا تره، گوجه فرنگی، تربچـه، شـلغم، شـاهی و سبزیجات سالاد اظهار ناراحتی می‌کنند. ولی همانطور که گفتم همه ایـن موارد در همه بیماران مصداق ندارد.

❖ **آیا وجود محرک‌های غذایی برای ایجاد علائم الزامی‌است؟**

خیر، گاهی علائم بدون وجود محرک غـذایی و یـا حتی بـدون هیچگونه ارتباطی با عوامل غذایی بوجود می‌آیند.

❖ **پس در اینگونه موارد، آیـا محـرک‌هـای روحـی روانـی نقـش عمده‌ای دارد؟**

اکثراً بله. در تعدادی از افراد پیدا کردن محرکها بسیار دشوار و یـا حتی غیر ممکن است و ایـن افـراد بـدون هیچگونه محـرک غـذایی و یـا روحی دچار نامنظمی حرکات روده می‌شوند.

❖ **آیا کشیدن سیگار یک محرک است؟**

سیگار مشکلات ریوی و خارج ریوی بسیاری ایجاد می کند. با افزایش ترشح اسید و کاهش مقاومت معده سبب ایجاد زخم معده، زخم اثنی عشر و سوء هاضمه می‌شود. با این وجود سیگار تاثیر چندانی بر روی اختلال حرکتی روده‌ها و بیماری روده تحریک پذیر ندارد.

❖ **مشروبات الکلی چطور؟ آیا الکل نیز یک محرک است؟**

الکل بر روی دستگاه گوارش اثرات متعددی می‌گذارد ولی اثر آن بستگی به فاکتورهایی مانند طول مدت مصرف، نوع مشروب (آب جو، مشروبات الکلی با درصد الکل بالا) و مقدار مصرف دارد. مصرف مقادیر زیاد الکل می تواند موجب تخریب مخاط روده و حرکت غیر طبیعی آن شود. بسیاری از افراد که به مدت طولانی و مقدار زیاد از مشروبات الکلی استفاده می کنند، از مشکلات گوارشی بسیاری رنج می برند. هر چند که مشروبات الکلی در برخی از افراد بعلت کاهش استرس می تواند به طور موقت برخی از علائم روده تحریک پذیر را بهبود بخشد، ولی چون اثرات مخرب مصرف آن در دراز مدت باعث صدمات جدی به دستگاه گوارش و دیگر اعضای بدن می شود، مصرف آن در روده تحریک پذیر توصیه نمی گردد.

❖ **اسهال مرتبط با روده تحریک پذیر به چه صورت است ؟**

تعریف دقیق اسهال همیشه موضوعی برای بحث بوده است. عوامل مختلفی مانند نژاد، فرهنگ و رژیم غذایی نقش مهمی در دفعات اجابت مزاج و قوام مدفوع دارد. در واقع دفعات اجابت مزاج از یک فرد تا فرد دیگر متفاوت است. به عنوان مثال، عده‌ای ممکن است در طول هفته فقط ۳ بار اجابت مزاج داشته باشند در حالیکه عده‌ای دیگر می‌توانند

۳ بار در روز مدفوع دفع کنند. و هر دو حالت می‌تواند بسته به عملکرد معمولی روده فرد، طبیعی باشد.

بنابراین، با وجود اینکه عجیب به نظر می‌رسد ولی اسهال در یک فرد خاص ممکن است به منزله یبوست در دیگری باشد. برای مثال در بسیاری از کشورهای آمریکای جنوبی، دو تا سه بار اجابت مزاج در طول روز طبیعی تلقی می‌شود و یک بار اجابت مزاج ممکن است از نظر مردم این کشورها یبوست قلمداد گردد. همچنین، تقسیم بندی دیگری برای اسهال بر اساس قوام مدفوع وجود دارد که "مقیاس شکل مدفوع بریستول ۶۰" و یا "جدول مدفوع بریستول" نامیده می‌شود. در این تقسیم بندی ظاهر مدفوع در توالت به هفت گروه (تیپ) تقسیم می‌شود. این تقسیم بندی اولین بار توسط دکتر ک.و.هیتن ۶۱ در دانشگاه بریستول صورت گرفت و در سال ۱۹۹۰ بچاپ رسید. [۳۰].

بر اساس این مقیاس مدفوع طبیعی(تیپ ۴) به شکل استوانهٔ کامل با قوامی متوسط می باشد. در اسهال خفیف (تیپ ۵) شکل مدفوع به صورت تکه های خمیری نرم با لبه‌های واضح بوده که به راحتی دفع می شود. در اسهال متوسط (تیپ ۶) مدفوع هنوز آبکی نبوده ولی شکل خاصی از خود ندارد و لبه‌های آن غیر واضح، و در اسهال شدید(تیپ ۷) مدفوع کاملاً آبکی و بدون هیچ قطعه جامد می باشد .

به سوال شما باز گردیم؛ به نظر من تعریف اسهال باید بر اساس هر دو پارامتر بوده و هر گونه افزایش در دفعات و یا کاهش در قوام مدفوع در مقایسه با اجابت مزاج عادی فرد اسهال تلقی میگردد. باید

---

۶۰ - Bristol Stool Form Scale
۶۱ - Dr K. W. Heaton

بخاطر داشته باشید که علل مختلفی برای اسهال وجود دارد و روده تحریک پذیر فقط یکی از آنها است. علل دیگر شامل عدم تحمل لاکتوز، عفونت‌های انگلی و مشکلات مرتبط با غذا می‌باشد. در افراد مبتلا به روده تحریک پذیر، اسهال معمولا صبحگاهی بوده و همراه با دفع خلط سفید و بلغم همراه با گاز فراوان است. معمولاً، افراد با این نوع اسهال، مدفوع خود را اینگونه توصیف می‌کنند که ابتدا نرم و طبیعی است ولی بعد خمیری یا آبکی می‌شود. معمولا دفعات اجابت مزاج بیشتر از سه الی چهار بار در روز نیست و گاهی بصورت متناوب با یبوست مشاهده می‌گردد. اسهال شبانه که بیمار را از خواب بیدار کند، در این بیماری دیده نمی‌شود. با این وجود، چنانچه بیمار از بی‌خوابی رنج ببرد و نیمه شب از خواب به دلیل دیگر بیدار شود ممکن است اجابت مزاج شبانه داشته باشد. علائمی نظیر کاهش وزن، وجود خون در مدفوع، مدفوع چرب و حجیم از علائم این بیماری نبوده و باید علل دیگری را برای آنها جستجو کرد. این علائم نشانه اختلالات ساختاری دستگاه گوارش هستند و سریعا باید بررسی شوند.

❖ یبوست در این بیماران به چه صورت است؟

تعریف دقیق یبوست از اسهال هم بحث انگیزتر است. همانطور که گفتم، دفعات اجابت مزاج می‌تواند از ۳ بار در هفته تا ۳ بار در روز در افراد سالم متغیر باشد. بسیاری از پزشکان اجابت مزاج کمتر از ۳ بار در هفته را یبوست در نظر می‌گیرند. بعضی پزشکان از مقیاس شکل مدفوع بریستول یا جدول بریستول جهت تعریف یبوست استفاده می‌کنند.[۳۰]

همانطور که در بالا اشاره شد، مدفوع طبیعی (تیپ ۴) یک مدفوع نرم سوسیسی شکل با قوام متوسط است. در یبوست خفیف (تیپ ۳) شکل مدفوع به شکل استوانه بوده ولی قوام آن سفت و ترک در سطح مدفوع دیده می شود و دفع آن تؤام با فشار می باشد. در یبوست متوسط(تیپ ۲)، مدفوع هنوز به شکل استوانه ولی قوام آن بسیار سفت بوده و در سطح مدفوع برجستگی های متعدد وجود دارد. در یبوست شدید (تیپ ۱) مدفوع به صورت تکه های سفت، فندق مانند و جدا از هم می باشد. به نظر من تعریف یبوست مشابه تعریف اسهال باید بر اساس اجابت مزاج عادی هر شخص صورت گیرد. چنانچه هر گونه تغییر عمده در اجابت مزاج، از جمله کاهش دفعات و افزایش قوام مدفوع که با زور زدن هنگام دفع همراه باشد، یبوست در نظر گرفته می‌شود.

مشابه اسهال علل متعددی برای یبوست وجود دارد و روده تحریک پذیر یکی از آنها است. یبوست در افراد مبتلا به روده تحریک پذیر ، معمولا همراه با حملات درد شکم، دل پیچه، نفخ و افزایش گاز در روده است. همچنین، تعدادی از احساس عدم دفع کامل مدفوع یا تکرر احساس دفع در طول یک فاصله کوتاه و یا مدفوع باریک و مداد مانند شکایت می کنند. عده‌ای از افراد مبتلا به روده تحریک پذیر از اسهال و یبوست متناوب شکایت دارند.

❖ **من یبوست دارم و هر بار باید فشار زیادی برای دفع به خود وارد کنم. هیچ نوع درد شکم و یا علائم دیگری ندارم. آیا من روده تحریک پذیر دارم؟**

دکتر درسمن: سندرم روده تحریک پذیر (روده تحریک پذیر) زمانی تشخیص داده می‌شود که ترکیبی از علائم خصوصا درد

شکم همـراه بـا اسـهال، یبوسـت و بعـضی مواقـع هـر دو، وجـود داشـته باشد.[۱۳،۱۴]

شما اظهار می کنید که یبوست دارید، اگر یبوست شما با درد همراه است، ممکن است روده تحریک پذیر داشته باشید. اگـر درد شـکم ندارید و یـا درد شـکم شـما بـا یبوسـت همـراه نیسـت، شـما "یبوسـت عملکردی۶۲" دارید. در افرادی که یبوست دارند به دو دلیل ممکن اسـت هنگام دفع نیاز به زور زدن بیش از اندازه باشد. این حالت یا به دلیل وجود مدفوع سفت بوده که در اکثر موارد به صورت قطعات کوچک است که دفع آنها به سادگی امکان پذیر نمی‌باشد و یـا علت آن اختلال عملکـرد عضلات کف لگن است.[۱۳،۳۱] در این اختلال، یکی از عضلات کف لگن به نام عضله‌ی عانه‌ای مقعدی۶۳ که در هنگام دفع باید شل شود، منقبض باقی مانده و سبب انسداد در مسیر عبور مـدفوع مـی شـود. در ایـن بیمـاری، هـر چـه فـرد بیشـتر زور مـی‌زنـد عضله عانـه‌ای مقعدی بیشترمنقبض‌شده و انسداد شـدیدتر مـی گـردد. متخـصص بیماریهای گوارشی می‌تواند به کمک معاینه‌ی مقعد و آزمایشهایی نظیر اندازه گیری فشار مقعد و رادیوگرافی عمل دفع (فشار سنجی مقعدی و دفیکوگرافی۶۴) این مشکل را تشخیص دهد. در صورت حضور چنین مشکلی، این بیماری می تواند با استفاده از نوعی آموزش درمانی مقعدی (بیوفیدبک۶۵) درمـان شود. در این نوع درمان به شما آموزش داده می شود که چگونـه از طریـق ورزشهای خاص این عضله را شل و نهایتاً زور زدن را کمتر نمایید.[۳۲]

---

۶۲ - Functional constipation
۶۳ - Puborectalis
۶۴ - Anorectal Manometery and Defecography
۶۵ - Biofeedback

❖ **لطفا در مورد درد شکم این بیماران بیشتر توضیح دهید.**

همانطور که اشاره کردم، انواع دردهای شکم که در این بیماری مشاهده می‌گردد بسیار متنوع است. در اکثر موارد درد در ناحیه تحتانی سمت چپ و یا راست شکم می‌باشد این درد حالت دل پیچه داشته و پیش از اجابت مزاج ظاهر می‌گردد و بدنبال آن تدریجاً بهبود می‌یابد. نوع شایع دیگر در این بیماری درد بصورت دل پیچه است که در اطراف ناف احساس می‌شود. این درد عمدتاً، با خوردن غذا تشدید و پس از دفع تسکین می‌یابد. فرم شایع دیگر، احساس درد در قسمت میانی و فوقانی شکم است، که با احساس نفخ و پری سر دل همراه بوده و با مصرف غذا تشدید می‌گردد. در بسیاری از بیماران هنگام گرسنگی معمولاً یک حالت مالش سر دل یا دل ضعفه بوجود می‌آید. این نوع درد با درد تیز و تیر کشنده‌ای که در بیماران مبتلا به زخم معده و اثنی عشر دیده می‌شود، متفاوت است. همچنین، دردی که بیمار را نیمه شب از خواب بیدار کند مشخصه‌ی زخم معده و اثنی عشر است و به علت روده تحریک پذیر نمی‌باشد. انواع دیگر دردهای شکم که در این بیماری شایع می‌باشند، عبارتند از درد بدون ارتباط با مصرف غذا و یا اجابت مزاج، درد شکمی که محل و کیفیت آن از لحظه‌ای به لحظه‌ای دیگر تغییر می‌کند و درد شکم که به پشت، مقعد و مثانه تیر می‌کشد.

❖ **علائم نفخ روده چیست و منشا افزایش گاز درون روده‌ها از کجاست؟**

جالب است بدانید که احساس نفخ و پری سرِ دل در بیماران روده تحریک پذیر لزوما بدلیل افزایش گاز روده ها نیست. ممکن است بپرسید "چگونه چنین چیزی امکان دارد؟". روده‌ها در حالت انقباض

خفیف و مداومی قرار دارند که به آن انسجام یا "تون"[۶۶] می گویند. هنگامی که تون روده ها افزایش می‌یابد و روده‌ها در حالت انقباض مداوم هستند، حتی میزان کمی از گاز سبب افزایش شدید فشار در درون رودها می‌گردد. این افزایش فشار بصورت احساس ناراحتی از تجمع گاز در روده ها درک می‌شود.

روده افراد مبتلا به روده تحریک پذیر درست مشابه بادکنکی است که پوسته کلفتی دارد و بسیار مشکل است که هوا در آن دمید. در این حالت، حتی مقدار کم هوا در درون بادکنک باعث ایجاد فشار قابل توجه در آن می‌شود. برعکس، حجم زیادی از هوا در روده طبیعی (مشابه یک بادکنک با پوسته نازک) تنها باعث مقدار جزئی افزایش فشار در روده میگردد. در نتیجه، نه تنها روده ها با مقدار کم گاز کاملاً متسع می گردند، بلکه، خارج شدن گاز روده تنها به طور موقت باعث تسکین علائم میگردد. مطالعات متعددی نشان داده‌اند که بسیاری از بیماران مبتلا به روده تحریک پذیر در مقایسه با افراد سالم حجم بیشتری از گاز در روده خود ندارند. باید عنوان کنم که در گروه اندکی از افراد مبتلا به روده تحریک پذیر اتساع و تورم واضح همراه با افزایش اندازه شکم دیده می‌شود. در این موارد، علت تجمع گاز اختلال حرکتی روده‌هاست. اخیراً، در یک مطالعه در افراد مبتلا به روده تحریک پذیر نشان دادند که عبور گاز در روده ی این افراد مختل بوده و این امر منجر به تجمع گاز در روده ها به علت حرکات غیر موثر جلو برنده و افزایش حرکات عقب برنده روده می‌شود.[۳۳] سایر علل اتساع و تجمع گاز در روده ها، عدم تحمل لاکتوز، رشد بیش از حد باکتریها و بلع بیش از حد هوا می‌باشد.

---

۶۶ - Tone

بلع بیش از حد هوا معمولاً در شرایط پر استرس و یا در هنگام غذا خوردن سریع اتفاق می‌افتد. در مورد رشد بیش از حد باکتریها و عدم تحمل لاکتوز در این فصل بیشتر توضیح خواهم داد. قابل ذکر است که انواع متنوعی از غذاها وجود دارند که به طور طبیعی گاز بسیاری در روده تولید می کنند که می توان از خانواده لوبیا، بنشن، بعضی از سبزیجات مانند شلغم و چغندر نام برد.

❖ چگونه عدم تحمل لاکتوز می‌تواند علائم مشابه با روده تحریک پذیر ایجاد کند؟

همانطور که اشاره کردم، هر گاه گمان کنیم بیماری ممکن است روده تحریک پذیر داشته باشد باید تشخیص کمبود لاکتاز یا عدم تحمل لاکتوز را در نظر داشته باشیم. در واقع، عدم تحمل لاکتوز به راحتی می‌تواند با روده تحریک پذیر اشتباه شود. "لاکتاز"[۶۷] آنزیمی است که در قسمت ابتدایی روده باریک وجود دارد و این آنزیم با فعالیت خود قند شیر یعنی لاکتوز را هضم می کند. این قند پس از هضم، جذب روده ها می گردد. روده‌های کودکان ظرفیت بالایی برای هضم قند شیر دارند. با افزایش سن، مقدار و قدرت آنزیم لاکتاز کاهش می‌یابد. این فرایند در بعضی نژادها سریعتر اتفاق می‌افتد از جمله در سیاهپوستان و آسیایی‌ها. این مشکلات زمانیکه مقدار زیادی از این نوع قند مصرف می‌شود، ایجاد می گردند. قند هضم نشده نمیتواند جذب روده ها شده و بعلت سؤجذب، مقدار زیادی آب با خود در مدفوع نگه میدارد. همچنین، این قند در طی مسیر عبور در روده بزرگ توسط باکتری‌ها مصرف (تخمیر) می‌شود. این فرایند گازهای متنوعی ایجاد می کند که همراه با مدفوع آبکی باعث

---

۶۷ - Lactase

اسهال، نفخ و دل پیچه می گردد . یکی از گازهای تولید شده توسط باکتریها، گاز هیدروژن است، که از آن در جهت تشخیص این مشکل در آزمایش تنفسی استفاده می شود.

❖ **منظور از رشد بیش از حد باکتریها چیست؟ همانطور که شما گفتید ما به طور طبیعی میلیونها باکتری در روده خود داریم، اینطور نیست؟**

بله، ما تعداد بیشماری باکتری در دهان و روده بزرگ خود داریم. معده ما به علت محیط اسیدی و روده کوچک به علت حضور آنزیمهای هضم غذا در آن معمولاً عاری از جرم می باشند. در بعضی موارد، این محیط عاری از جرم مکان تجمع و تکثیر باکتری ها می‌شود. این باکتری‌ها با میزبان (انسان) خود در بدست آوردن مواد غذایی که باید از جدار روده کوچک جذب شوند، رقابت می کنند. همچنین، این باکتریها انواعی از سموم و مواد محرک ایجاد کرده که می‌توانند منجر به التهاب روده و تحریک آن شوند. در نتیجه علائمی همچون اسهال، نفخ و درد شکم ایجاد می‌گردد. به این وضعیت رشد بیش از حد باکتری گفته می‌شود. اخیرا، در یک گزارش اظهار شده است که گروه عمده‌ای از بیماران مبتلا به روده تحریک پذیر (۸۰٪) دچار رشد بیش از حد باکتری هستند.[۳۴] هنوز نتایج این گزارش توسط دیگر پژوهشگران تأیید نگردیده است.[۳۵,۳۶]

❖ **آیا تهوع در مبتلایان به روده تحریک پذیر شایع است؟**

تهوع در روده تحریک پذیر شایع نیست، با این حال، شیوع آن در بیماران مبتلا به سوء هاضمه بدون زخم کم نیست. همانطور که اشاره کردم، سوء هاضمه بدون زخم نوع دیگری از اختلال عملکردی دستگاه

گوارش بوده که گاهی با روده تحریک پذیر مرتبط است. تهوع به علت برعکس شدن حرکات معده و روده کوچک (اثنی عشر) به سمت عقب ایجاد می‌شود. در سوء هاضمه بدون زخم تهوع معمولاً کوتاه مدت بوده و در اوایل صبح یا قبل از صرف غذا ظاهر می گردد و با خوردن غذا بطور موقت بهبود می یابد. استفراغ، به علت انقباضات قوی معده و عضلات جدار شکم بوده و بندرت در بیماریهای عملکردی دستگاه گوارش نظیر روده تحریک پذیر و یا سؤ هاضمه بدون زخم دیده می‌شود.

❖ **شما اشاره کردید که گاهی بیماری از علائم روده‌ای فراتر می‌رود. علائم خارج روده‌ای این بیماری چیست؟**

بنظر می‌رسد هر چند علائم آزار دهنده این بیماری اکثراً در دستگاه گوارش ظاهر می گردد، ولی رد پای آن در دیگر نقاط بدن نیز مشاهده می‌شود. این علائم ذاتاً از علائم اصلی روده تحریک پذیر یا بیماری عملکردی روده نیستند بلکه اغلب با این اختلالات همراهی نزدیک دارند. بطور مثال، تکرّر ادرار، خستگی، افت فشار خون هنگام برخاستن، سردردهای میگرنی و عصبی، درد شدید قاعدگی، تپش قلب، سردی دستها از جمله علائم خارجی روده‌ای در بسیاری از بیماران مبتلا به روده تحریک پذیر است و احتمال دارد که با اضطراب و استرس زمینه‌ای بیمار مرتبط باشد.

❖ **آیا این بیماری جنبه ارثی دارد؟**

همانطور که پیش تر توضیح دادم، اشکال عمده این بیماری در فعالیت زیاد محور روده‌ای-مغزی است. گزارشاتی در مورد حضور چندین فرد مبتلا به روده تحریک پذیر در یک خانواده وجود دارد اما رل دقیق فاکتورهای ارثی یا محیطی مشترک در این موارد کاملاً واضح

نیست. به نظر می رسد که حضور یک فرد مبتلا به روده تحریک پذیر، احتمال وجود روده تحریک پذیر را در میان سایر اعضای خانواده بالا می‌برد. همانطور که اشاره شد، این امر می تواند به علت وراثت و یا فاکتورهای محیطی مشترک در بین اعضای خانواده مانند غذا، مشکلات روحی روانی و حتی مواجهه با عوامل عفونی (نظیر روده تحریک پذیر پس از عفونت) باشد. مدت زیادی از زمانیکه ما تصور می کردیم فاکتورهای ژنتیکی نقش عمده‌ای در زخم معده دارند نمی‌گذرد. در حالیکه امروزه می‌دانیم که وجود چندین فرد مبتلا به زخم معده و اثنی عشر در یک خانواده به دلیل مواجهه اعضای خانواده با یک نوع باکتری است.

فصل چهارم

تشخیص بیماری

در این فصل شما خواهید آموخت:

✔ چگونگی تشخیص روده تحریک پذیر توسط پزشک.

✔ آزمایشات خاص برای تشخیص روده تحریک پذیر.

✔ علت انجام اندوسکوپی، تصویربرداری با اشعه ی ایکس ، و سی تی اسکن؛ در حالیکه تمامی این آزمایشات در روده تحریک پذیر، "طبیعی" است.

❖ تشخیص این بیماری چگونه است؟

یکی از معضلات این بیماری، عـدم تشخیص صـحیح اسـت. در اکثر مـوارد، بیماری بـا کمـک شـرح حـال کامـل و معاینـه بـالینی دقیـق، تشخیص داده می شود. معیار رم، ساختار تشخیصی مناسبی را فراهم می

شکل ۱۰: آزمایشات تشخیصی برای سندرم روده تحریک پذیر

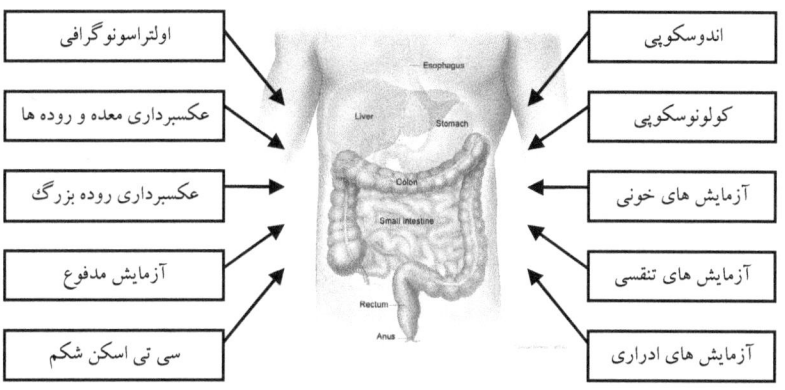

اولتراسونوگرافی	اندوسکوپی
عکسبرداری معده و روده ها	کولونوسکوپی
عکسبرداری روده بزرگ	آزمایش های خونی
آزمایش مدفوع	آزمایش های تنفسی
سی تی اسکن شکم	آزمایش های ادراری

آورد که باید در ارزیابی بالینی بیماران مـورد استفاده قـرار گیـرد. (شکل ۱۰).

استفاده از این معیار، نیاز به انجام بسیاری از مطالعـات تشخیصـی غیر ضروری را از بین می برد. گاهی، انجـام برخـی آزمـایش هـا بـرای ردّ بیماری های ساختاری دستگاه گوارش ضروری به نظر می رسد.

❖ آیا در حال حاضر وسیله یا آزمایشات خاصـی وجـود دارد کـه بتواند این بیماری را تشخیص دهد؟

متاسفانه خیـر. آزمایشات گونـاگون بـه مـا کمـک مـی کننـد تـا اختلالاتی چون بیماری های التهابی روده (IBD) (که خود شامل بیماری کرون، و کولیت اولسرو می باشند)، بیماری سلیاک (آلرژی به آرد گندم)

و سایر بیماری های ارگانیک (ساختاری) دستگاه گوارش را ردّ نمائیم. تشخیص سندرم روده ی تحریک پذیر بالینی بوده و علائم بیماری در شرح حال و معاینه، سنگِ بنای تشخیص می باشند.

❖   **پس اگر انجام اندوسکوپی، رادیوگرافی (عکس رنگی) و سونوگرافی کمکی به تشخیص نمی کنند، چه لزومی بر انجام آنها وجود دارد؟**

همانطور که اشاره شد، در پاره ای از موارد تشخیص برخی اختلالات ساختاری دستگاه گوارش مثل بیماری های التهابی روده و بیماری سلیاک، زخم معده، زخم دوازدهه (اثنی عشر)، بیماری های کبد و کیسه ی صفرا، بیماری های رحم، تخمدان ها و کلیه ها، از سندرم روده ی تحریک پذیر بر مبنای علائم بالینی بسیار دشوار است و لذا اندوسکوپی، عکس رنگی، سونوگرافی و سی تی اسکن از شکم به منظور یافتن این بیماری ها الزامی است هرچند که این آزمایشات در بیماری سندرم روده ی تحریک پذیر کاملاً طبیعی می باشند.

❖   **نقش آزمایش خون، ادرار، و مدفوع در تشخیص این بیماری چیست؟**

انجام این آزمایشات نیز جهت ردّ سایر تشخیص ها به کار می رود. مثلاً در آزمایش مدفوع می توان به وجود انگل های روده ای پی برد و یا وجود خون در مدفوع ممکن است نشانگر سرطان روده بزرگ، پولیپها و زخم ها باشد. آزمایش مدفوع ممکن است برای تشخیص نارسایی پانکرآس (لوزالمعده) نیز کمک کننده باشد.

وجود کم خونی در آزمایش خون می تواند نشانگر یک اختلال ساختاری دستگاه گوارش باشد. همچنین آزمایش خون در تشخیص سوء

جذب، بیماری های التهابی روده، و بیماری سلیاک بسیار کمک کننده می باشد. امروزه انجام برخی بررسی های ژنتیکی برای تشخیص بیماری سلیاک مقدور می باشد. آزمایش ادرار نیز در بررسی عفونت یا سنگ ادراری موثر است. لازم به ذکر است که مبتلایان به سندرم روده ی تحریک پذیر معمولاً تعداد قابل توجهی از این آزمایشها را به همراه دارند که نتیجه ی آنها نیز عمدتاً طبیعی است.

❖ **اگر این آزمایشها طبیعی هستند، چرا پزشکان توصیه می نماینـد که هر چند یکبار تکرار گردند؟**

بسیاری از پزشکان بر این باورند که بهترین روش تشخیصی روده تحریک پذیر، پیگیری وضعیت مداوم بیماران و انجام بررسی هـای بـالینی و آزمایشگاهی در فواصل معین می باشد. بـدین ترتیب مـی تـوان وجـود اختلالات ساختاری دستگاه گوارش را بهتر شناسایی نمود.

❖ **انجام اندوسکوپی، کولونوسکوپی، و یا عکس تنقیه ی بـاریم در چه زمانی ضرورت می یابد؟ هدف از انجام این بررسی ها چیست؟**

اندوسکوپی بخش فوقانی دستگاه گوارش بـرای رد بیمـاری هـای دستگاه گوارش فوقانی، نظیر زخم معده، التهاب مری در اثر اسید معده (از وفاژیت برگشتی) و التهاب معده (گاستریت) به کار مـی رود. همچنین در صورت شک به ورم والتهاب معده ناشـی از عفونـت هلیکـو بـاکتر، و یـا بیماری سلیاک می توان با استفاده از آندوسکوپی، اقدام به نمونـه بـرداری بافتی نمـود. سونوگرافی توسط اندوسکوپی در تشخیص بیماری هـای مجاری کبدی (از جمله سنگ های صفراوی) و لوزالمعده ماننـد التهـاب (پانکر آتیت) مزمن می تواند کمک کننده باشد. در ایـن روش دستگاه سونوگرافی در قسمت انتهای دستگاه اندوسکوپ قرار داده شده و توسط

اندوسکوپ به درون دستگاه گوارش فرستاده می شود تا از نزدیک و با دقت زیاد اعضای شکم مورد بررسی قرار گیرد. در کولونوسکوپی روده بزرگ (کولون) توسط اندوسکوپ بررسی می گردد و این تست جهت تشخیص بیماریهای روده بزرگ نظیر بیماری التهابی روده، زخم روده، پولیپ و بدخیمی روده بزرگ استفاده می گردد. انجام تنقیه باریم و یا کولونوسکوپی با کمک سی تی اسکن (کولونوسکپی تجسمی) نیز از روش های دیگر تشخیص بیماریهای روده بزرگ می باشند. در کولونوسکوپی تجسمی تصویر برداری از روده بزرگ توسط سی تی اسکن انجام شده و در مرحله بعد تصاویر به صورت سه بعدی شبیه سازی می شوند. انجام اندوسکوپی فوقانی در بیماری که درد معده، احساس پری سر دل، اسهال و یا اتساع شکمی دارد، می تواند سودمند باشد. انجام کولونوسکوپی در بیماری که درد در قسمت تحتانی شکم، اسهال، یا خون در مدفوع دارد، توصیه می گردد.

❖ "قرص هوشمند" که برای بررسی دستگاه گوارش بکار می رود چیست و آیا جایگاهی در تشخیص روده تحریک پذیر دارد؟

قرص هوشمند، دستگاه کوچکی به اندازه یک قرص خوراکی است که بعد از بلع توسط افراد قادر به اندازه گیری فشار، اسید یته و دمای بخش های مختلف گوارش در طول مسیر عبورش می باشد. تمام این اطلاعات به یک دستگاه گیرنده در بیرون بدن فرستاده می شود و پزشکان، اطلاعات ثبت شده را ارزیابی می نمایند. این اطلاعات برای بررسی حرکات معده و روده ها، وضعیت اسیدیته و دمای دستگاه گوارش است. قرص مزبور، یکبار مصرف است و به طور طبیعی در طی یک یا دو روز از بدن دفع خواهد شد. دستگاه گیرنده به کمربند بسته شده و یا به

گردن آویخته می شود. در هنگام خواب یا استحمام می توان دستگاه گیرنده را جدا نمود ولی نباید آنرا از فاصله ۱/۵ متر دورتر قرار داد. در حال حاضر استفاده از سیستم قرص هوشمند تنها برای بررسی اختلالات حرکتی معده می باشد. آیا اطلاعات به دست آمده از این ابزار امکان ارزیابی اختلالات حرکتی سایر قسمت های دستگاه گوارش، خصوصاً در روده تحریک پذیر، را فراهم می آورد، سوالی است که در آینده به آن پاسخ داده خواهد شد.

❖   **یکی از دوستان من به دلیل درد شکم، نوع خاصی از سی تی اسکن به اسم سی تی انتروکلاسیس[۶۸] انجام داده است. لطفاً در مورد این روش توضیح دهید. آیا این روش، با سی تی اسکن معمولی متفاوت است؟**

سی تی اسکن وسیله تشخیصی با ارزشی است که با استفاده از پرتو اشعه ایکس، تصاویر سه بعدی از حفره ی شکمی را فراهم می آورد. این روش تصویر برداری امکان ارزیابی اجزاء حفره ی شکمی، از جمله لوله ی گوارش را فراهم می سازد. در انجام این آزمایش، برای آشکار سازی بهتر دستگاه گوارش، از بیمار خواسته می شود تا مقداری از ماده ی حاجب خوراکی را مصرف نماید. به دلیل طویل بودن روده ی باریک، معمولاً ماده ی حاجب به خوبی در بخش های مختلف آن توزیع نمی شود. بنابراین ممکن است اختلالات ریز و ظریف از دید پزشکان پنهان مانده و بیماریهای روده ی باریک تشخیص داده نشوند. اخیراً به منظور بهبود کیفیت تصویر برداری از روده ی باریک در حین سی تی اسکن، حجم بالایی از ماده ی حاجب خوراکی رقیق استفاده می شود. با استفاده

---

[۶۸] CT entroclysis

از این تکنیک جدید می توان سی تی اسکن شکم و رادیوگرافی از روده ی باریک رابه طور همزمان انجام داد (یک تیر و دو نشان). در برخی مراکز، این بررسی روش انتخابی تصویر برداری در مبتلایان به درد شکم است. با این حال، انجام آن نیازمند یک ماده حاجب مخصوص، تکنیسین رادیولوژی ورزیده، و رادیولوژیستی ماهر در تفسیر یافته های این روش جدید تشخیصی است. بنابراین، بررسی فوق تنها در تعدادی از مراکز تشخیصی و درمانی صورت می گیرد.

❖   **آیا ارزیابی روان شناختی در روده تحریک پذیر ضروری است؟**

ارزیابی روان شناختی در تمامی بیماران الزامی نیست ولی قابل ذکر است که این بررسی می تواند در درمان روده تحریک پذیر سودمند باشد. در بسیاری از موارد روان پزشک می تواند نقش فعالی در شناخت مشکلات زمینه ای روحی و روانی نموده و همچنین در طراحی درمانهای مناسب و روش های مدیریت استرس به شما کمک کند.

❖   **در حالیکه سایر پزشکان، آزمایشات تشخیصی متعددی انجام داده اند، شما مبنای تشخیص خود را بر قضاوت بالینی قرار داده اید. چرا در نحوه ی تشخیص این اختلال در بین اطبا اینقدر تفاوت وجود دارد؟**

همانطور که پیشتر گفتیم، تشخیص روده تحریک پذیر عمدتاً بر مبنای قضاوت بالینی پزشک مجرب می باشد. نتایج برخی آزمایش ها برای رد کردن سایر بیماری ها سودمند است. در برخی موارد، تشخیص آشکار است و یا بیمار سابقه ی انجام دسته ای از بررسی های آزمایشگاهی را دارد که با کمک آنها، تشخیص روده تحریک پذیر بدون انجام آزمایشات بیشتر مقدور می گردد. با این حال، در بعضی موارد،

تـشخیص بیماری تنهـا پـس از انجـام تعـداد زیـادی از بررسی هـای آزمایشگاهی، عکسبرداری های گوناگون و اندوسکوپی با نمونه بـرداری میسر می شود. لازم به ذکر است که طبابت یک روند فکری است و این روند فکری تابع یک قانون خاص نمی باشد. البته، میزان اطلاعات و تجربه ی پزشک در نحوه ی عملکرد وی اثر مستقیم داشته و در نتیجه پزشکان روشهای متفاوتی برای برخورد با مشکلات بیماران اتخاذ می کنند.

❖ **من ۸ سال است که از مشکلات گوارشی رنج می برم و در طـی این مدت برای من تشخیص روده تحریک پذیر مطرح شد. امـا اخیـراً پزشکان به من گفتند که من به بیماری سلیاک مبتلا هستم. چطور چنـین چیزی ممکن است؟**

سئوال خوبی مطرح نمودید. چنین وضعیتی ، هـر چنـد کـه شـایع نیست اما ممکن است روی دهد. نحوه ی تـشخیص برخی بیماری هـا، خصوصاً بیماری سلیاک، در چند سال اخیر تغییر قابل یافته است. در واقع نتایج بسیاری از نمونه برداری های بافتی که در سـال هـای گذشته طبیعی گزارش می شدند، اگر با شـواهد امـروزی تطبیـق شـود، نشانگر بیماری سلیاک است. همچنین، پیشرفت های اخیر در بررسی های آزمایشگاهی و ژنتیکی، تشخیص زودرس بیماری سلیاک (حتی در مرحله ای کـه فاقد علائم بالینی است) را مقدور می سازد. ضمناً علائم بیماری سلیاک ممکن است بسیار شبیه به علائم روده تحریک پذیر باشد. به همین دلیل است کـه پیشتر تأکید شد برای تشخیص دقیق روده تحریک پذیر، پیگیری وضـعیت بیمار برای دوره ای طولانی، لازم است.

❖ **بیماری سلیاک چیست؟ لطفاً در مورد آن توضیح دهید.**

بیماری سلیاک به دلیل حساسیت نسبت بـه یک پـروتئین بـه نـام

گلوتن که در آرد یا سبوس گندم و جو وجود دارد، ایجاد می شود. طیف وسیع بیماری سلیاک شامل علائم گوارشی مانند درد شکم، اسهال، یبوست و نفخ و یا علائم غیر گوارشی مانند تغییرات روحی و رفتاری، آنمی فقر آهن، شکستگی های متعدد به دلیل پوکی استخوان (استئوپوروز)، کاهش وزن و افسردگی می باشد.

❖ بیماری سلیاک چگونه تشخیص داده می شود؟

بیماری سلیاک با کمک علائم بالینی و وجود تغییرات در مخاط روده در بررسی با میکروسکوپ (پاتولوژی) تشخیص داده می شود. همچنین بهبود علائم بالینی و تغییرات میکروسکوپی با حذف گلوتن از رژیم غذایی مهر اطمینان تشخیص صحیح این بیماری میباشد. امروزه برای تشخیص بهتر این بیماری از برخی آزمایشهای های خونی و ژنتیکی که در آنها وجود آنتی بادی (پادتن) های خاص و یا ژن مرتبط با بیماری را اندازه گیری می کنند، نیز استفاده می شود.

❖ آزمایش تنفسی لاکتوز چیست؟ کاربرد تشخیصی آن چه می باشد؟

همانگونه که پیشتر گفتیم، وجود مقدار کافی لاکتاز (آنزیمی در روده ی کوچک) برای هضم قند شیر (لاکتوز) که در فرآورده های لبنی وجود دارد الزامی است. اگر فردی که قابلیت محدودی برای هضم لاکتوز دارد، مقادیر زیادی از فرآورده های لبنی را مصرف نماید، از آنجایی که آنزیم کافی برای هضم لاکتوز در روده وجود ندارد، این قند در روده کوچک هضم و جذب نشده و نهایتاً وارد روده ی بزرگ می شود. در روده ی بزرگ، باکتری ها، آن را تخمیر نموده، مقدار زیادی گاز، و هیدروژن تولید می کنند. هیدروژن گازی بی بو است که جذب

جریان خون می شود و به وسیله ی هوای بازدم، از طریق ریه هـا دفع مـی گردد. در آزمایش تنفسی، مقدار معینی لاکتوز خوراکی به بیمار داده مـی شود و پس از طی زمانی مشخص، میزان هیدروژن در هـوای بـازدم فرد اندازه گیری می گردد. میزان بالای هیدروژن در هوای بازدمی نشاندهندۀ عدم وجود مقادیر کافی لاکتاز در روده خواهـد بـود. چنین بیمارانی بـه اصطلاح دچار کمبود لاکتاز، یا عدم تحمّل لاکتوز هستند.

❖ **آیا هر بیماری که دچار سندرم روده ی تحریـک پـذیر اسـت، باید از نظر عدم تحمل لاکتوز بررسی شود؟**

هـر چنـد کـه آزمایش تنفسی لاکتـوز، روشی استاندارد بـرای تشخیص کمبود لاکتاز می باشد، ولی چون این آزمایش حساسیت کـافی برای یافتن تمـامی بیماران دچـار کمبـود لاکتـاز را نـدارد، حـذف شیر و فرآورده های لبنی از رژیـم غـذایی بـه مـدت کوتـاه، عملـی تـرین روش تشخیصی این وضعیت در این بیماران است. بـه بیانی دیگـر، اگـر علائـم بیمار با قطع مصرف شیر و فرآورده های لبنی بهبـود یابـد، احتمـال اینکـه کمبود لاکتاز مسبب علائم بالینی باشد، زیاد است. بنـابراین، بهتـرین کـار این است که در صورت شک به وجود عدم تحمل لاکتوز، به مـدت ۲ تـا ۴ هفته، از مصرف فراورده های شیر و لبنیات پرهیز شود.

❖ **آیا آزمایش تنفسی دیگری نیز وجود دارد؟**

بله، آزمایش تنفسـی لاکتولـوز بررسی دیگری است کـه بـرای تشخیص رشد بیش از حد باکتری های گوارشی کاربرد دارد.

❖ **چگونه آزمایش تنفسی رشد بیش از حد باکتری ها را نشان مـی دهد؟**

همانطور که پیشتر عنوان نمودم، رشد بیش از حد بـاکتری هـا بـه حالتی اطلاق می شود که در آن بـاکتری هـا در قسمت هـایی از دسـتگاه گوارش که در شرایط طبیعی فاقد باکتری می باشند نظیر روده کوچک، رشد می نمایند. بهترین روش تشخیص رشد بیش از حد باکتری ها ، جمع آوری و کشت مایعات روده باریک است. اگر میزان باکتری های موجود در این مایع، از حد مشخصی بیشتر بـاشد، رشـد بیش از حـد بـاکتری هـا تشخیص داده می شود. با این حال، انجـام ایـن روش، هزینـه بـر و مـشکل است. لذا آزمایش تنفسی لاکتولوز، یا درمـان امتحانی بـا آنتی بیوتیک، جایگزین روش فوق شده است. در آزمایش تنفسی لاکتولـوز مقـادیر مشخصی لاکتولوز (یک قندساختگی که در طبیعت موجود نمیباشد) بـه بیمار داده می شود (دقت نمایید تا لاکتولوز را با لاکتوز که قند شیر است، اشتباه نگیرید). از آنجاییکه دستگاه گوارش انسان، عـاری از آنـزیم هـایی برای تجزیه ی لاکتولوز است، این قند در لوله ی گـوارش تحت هـضم و جذب قرار نمی گیرد؛ بلکه مسیر خود را در لوله ی گوارش طی مـی کنـد تا در روده بـزرگ بـه وسیله ی بـاکتری هـای روده بـزرگ تخمیـر شـود. تخمیر توسط باکتری ها، موجب آزاد شـدن گـاز هیـدروژن شـده کـه بـه جریان خون جذب می گردد. همانند آزمایش تنفسی لاکتوز، هیدروژن از طریق بازدم دفع خواهـد شـد و میـزان هیـدروژن بـازدمی در یـک کیـسه، اندازه گیری می شود. در شرایط عادی، افزایش میـزان هیـدروژن بـازدمی، نیازمند گذشت چند ساعت زمان است؛ مدت زمانی که بـرای عبور مواد از روده ی باریک لازم است. در صورت وجود افزایش رشد بـاکتری هـا در روده ی کوچک، تخمیـر لاکتولـوز و افـزایش میـزان هیـدروژن بـازدمی، بسیار زودتر و در حدود نیمساعت پس از مصرف لاکتولوز روی می دهد.

❖ **آیا رشد بیش از حد باکتری ها در روده تحریک پذیر شایع است؟**

در دهه ی گذشته میزان اطلاعات در مورد افزایش رشد باکتری ها در بیماران روده تحریک پذیر، فزونی یافته است. در یک مطالعه، محققین اعلام نمودند که رشد بیش از حد باکتری ها در ۸۰٪ مبتلایان به روده تحریک پذیر دیده شده و این گروه از بیماران پاسخ مناسبی به آنتی بیوتیک ها دادند [۳۴]. با این وجود، این نتایج توسط سایر پژوهشگران به تایید نرسیده است [۳۵,۳۶]. به طور کلی، تصور می کنم افزایش رشد باکتری ها باید به عنوان یک تشخیص افتراقی برای روده تحریک پذیر مطرح باشد و در گروهی از بیماران که دچار اسهال، نفخ، و درد شکمی هستند، مورد ارزیابی قرار گیرد.

❖ **من تنها پس از مصرف نارگیل و یا بادام، دچار درد شکم، اسهال، و نفخ می شوم. آیا من دچار روده تحریک پذیر هستم؟**

علائم شما بیشتر شبیه به علائم آلرژی غذایی است تا روده تحریک پذیر. علائم آلرژی و عدم تحمل مواد غذایی می تواند به آسانی با علائم روده تحریک پذیر اشتباه شود. در این موارد، فرد معمولاً فقط هنگامی دچار علائم گوارشی می شود که مواد غذایی خاصی مصرف کرده باشد. آلرژی غذایی و عدم تحمل به غذاها معمولاً نخست در کودکی روی می دهد ولی روده تحریک پذیر عمدتاً در سنین جوانی دیده می شود. ضمناً، پاسخ به یک ماده ی غذایی خاص در آلرژی غذایی همیشه یکسان است در حالی که در روده تحریک پذیر پاسخ ممکن است کاملاً متغیر باشد و گاه بیمار اصلاً دچار علائم نمی شود. همچنین در روده تحریک پذیر، معمولاً علائم مرتبط به مصرف یک یا دو ماده ی غذایی

خاص نیستند. با این وجود گاهی، جدا کردن این دو از هـم بـسیار دشـوار است. ضمناً برخی از بیماران، روده تحریک پذیر و آلرژی غذایی را با هم دارند.

فصل پنجم

درمان بیماری

در این فصل شما خواهید آموخت:

✔ چه درمانهایی برای روده تحریک پذیر وجود دارد.

✔ آیا این درمانها موثر هستند.

✔ آیا شما نیاز به بررسی روحی، روانی دارید.

✔ درمانهای مؤثر در روده تحریک پذیر چیست.

✔ جایگاه طب گیاهی و درمانهای غیر متداول در روده تحریک پذیر چیست.

❖ **آیا هیچ درمانی برای این بیماری وجود دارد؟**

شکل ۱۱ : درمانهای شایع در سندرم روده تحریک پذیر

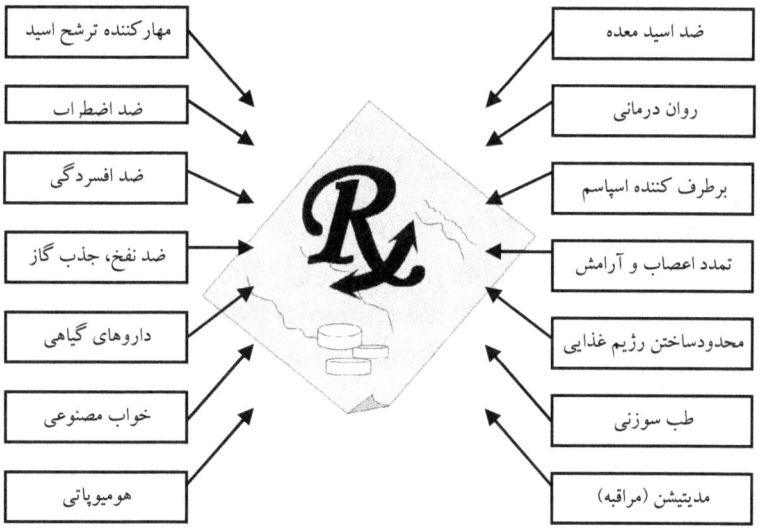

درمانهای متنوعی برای روده تحریک پذیر وجود دارد (شکل

۱۱)

❖ **آیا این درمانها موثرند؟**

هنگامیکه روشهای درمانی متعددی برای یک بیماری خاص
وجود دارد. شما با اطمینان خاطر می‌توانید نتیجه بگیرید که هیچ یک از
این روشها ایده ال نیستند، چرا که اگر یک روش درمانی ایده ال برای این
بیماری وجود داشت نیازی به این همه درمانهای متنوع نبود. با توجه به
آنچه که گفته شد، درمانهای متعددی وجود دارند که علائم بیماری را
کاهش می دهند.

❖ **درمانهای متداول روده تحریک پذیر کدامند ؟**

در حال حاضر هیچ درمان قطعی برای این بیماری وجود ندارد.

هدف درمانهای موجود از بین بردن علائم است. این درمانها عمدتاً یا محرک‌ها و اثر آنها را کاهش داده و یا پاسخ بدن به محرکها را کاهش می‌دهند.

همانگونه که در شکل مشاهده می‌کنید انواع متنوعی درمان برای این بیماری وجود دارد که شامل درمانهای دارویی، محدود ساختن رژیم غذایی، درمانهای روانشناختی، روحی روانی و رفتاری، تمدد اعصاب[۶۹]، تعمق (مراقبه)[۷۰]، خواب مصنوعی، داروهای گیاهی، طب سنتی و هومئوپاتی می باشند.

❖ **آیا شما می‌گویید که تاثیر همه قرص‌ها و داروها موقتی است؟**

بله، البته از آنجایی که روده تحریک پذیر ذاتاً یک بیماری دوره‌ای است این داروها میتوانند کمک مؤثری در کنترل علائم بیماری داشته باشند.

❖ **در طول ۵ سال ابتلای من به این بیماری، قرص‌ها و داروهای متعددی را امتحان کرده‌ام ولی هیچ کدام موثر نبودند. واقعاً خسته شده‌ام، آیا هیچ امیدی برای درمان موفقیت آمیز بیماری من وجود دارد؟**

بله، شما در یک مقطع مهم از مسیر درمان موفقیت آمیز خود قرار دارید. اما چگونه؟!؟ درک مناسب از این بیماری پایه‌ی اساسی یک درمان موفقیت آمیز است.

❖ **منظور شما از کاهش محرکها چیست؟**

۶۹– Relaxation therapy

۷۰– Meditation

همانطور که پیش‌تر توضیح دادم، محرکهای خاصی منجر به اختلال حرکت و افزایش حساسیت روده می‌شوند. بنابراین، تشخیص این محرکها و تلاش برای اجتناب و یا کاهش مواجهه با آنها از اهمیت به سزایی برخوردار است. این رویکرد شامل پرهیز از بعضی غذاهای خاص و مدیریت استرس می‌باشد که از محرکهای اصلی شعله‌ور شدن این بیماری محسوب می شوند.

❖ **چگونه می‌توانم استرس خود را کم کنم وقتی که نمی‌توانم شغل، محیط کار و سبک زندگی‌ام را تغییر دهم؟**

سئوال خوبی است. همانطور که در سئوال خود عنوان نمودید، تغییر شغل، محیط کار، روابط اجتماعی و یا سبک زندگی می‌تواند خیلی دشوار بوده و همراه با استرس فراوان باشد. هرچند که در بعضی موارد این تغییرات الزامی است، تأکید من در اینجا بر این تغییرات نیست، بلکه تأکید بر کسب مهارت‌های لازم جهت مدیریت استرس می باشد. روشهای متعدد مدیریت استرس مانند درمانهای رفتاری شناختی [۷۱] می تواند به شما کمک کند تا واکنش خود را در مقابل استرس تغییر دهید. شما می‌توانید این روشها را با مطالعه، مراجعه به یک روانشناس، روانپزشک، و یا سایر متخصصین سلامت روان که با مدیریت استرس سر و کار دارند بیاموزید. موفقیت این روشها در میان بیماران مبتلا به روده تحریک پذیر و انواع مختلفی از مشکلات جسمی به اثبات رسیده است. همانطور که اشاره کردم، ممکن است شما نتوانید منشأ استرس را در زندگی خود کاملاً حذف نمایند. اما، مسلماً می توانید چگونگی پاسخ خود را نسبت به استرس تغییر دهید. اگر بخاطر داشته باشید در فصل ماهیت بیماری،

---

[۷۱] – Cognitive behavioral therapy (CBT)

درمورد چرخه‌ی معیوب روده تحریک پذیر و اینکه چگونه استرس به عنوان یک بازیکن اصلی چرخه عمل می‌کند، توضیح دادم.

هدف درمانی ما شکستن چرخه‌ی معیوب بیماری روده تحریک پذیر است و برای این منظور چهارهدف بالقوه وجود دارد که در درمان باید در نظر گرفته شود. (شکل ۱۲) هدف اول و دوم مرتبط با محرک‌های خارجی مانند غذا و فاکتورهای روحی روانی می‌باشند.

شکل ۱۲ : شکستن چرخه معیوب سندرم روده تحریک پذیر

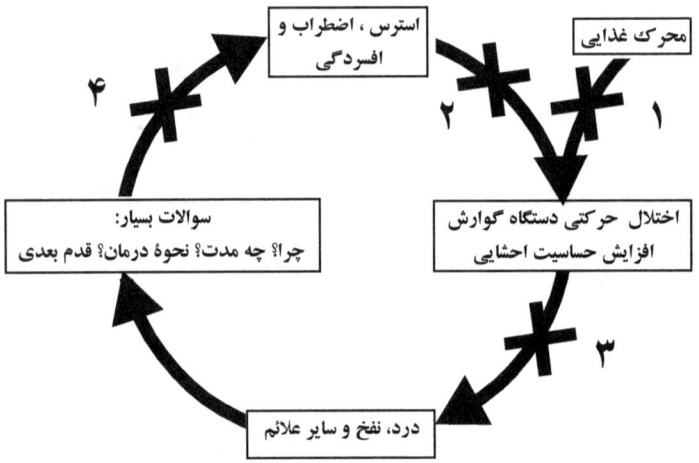

بنابراین رویکرد ما در برابر این دو هدف شامل تشخیص محرک‌های غذایی و اجتناب از آنها و شناسایی علائم افسردگی و اضطراب و مدیریت استرس است. هدف سوم این رویکرد در انواعی از روش‌های درمانی جای می‌گیرد که علائم را با داروهای بر طرف کننده اسپاسم (در نتیجه بهبود قابلیت تحرک روده) و تغییر آستانه‌ی احساس درد (کاهش حساسیت بیش از حد) تسکین می‌دهند. هدف چهارم از اهمیت بسزایی برخوردار بوده و شامل آموزش و اطمینان دادن به شما است. با درک

صحیح طبیعت و سیر این بیماری، می توان اضطراب مرتبط با روده تحریک پذیر را کاهش داد. همانطور که می بینید، هدف تمام این روشها، متوقف ساختن چرخه روده تحریک پذیر است.

❖ پس کاهش استرس و اضطراب نقش کلیدی در درمان بیماری روده تحریک پذیر دارد؟

بدون شک !

❖ روش‌های رایجی که من با استفاده از آنها بتوانم استرس خود را کاهش دهم کدامند؟

روش‌های متعددی جهت مدیریت استرس وجود دارد. این روشها شامل تمدد اعصاب با شل کردن عضلات بدن[۷۲]، تعمق (مدیتیشن)، یوگا، موزیک درمانی[۷۳]، بیوفیدبک، درمان رفتاری شناختی، هیپنوتراپی[۷۴] (خواب مصنوعی) و روان درمانی پویا[۷۵] می‌باشند. هدف عمدهٔ اکثر این درمانها آموزش تکنیک و پرورش آرامش عمیق و کاهش فشارهای روزمره می باشد. پس جای تعجب نیست که این درمانها می‌توانند به طور موفقیت آمیز علائم روده تحریک پذیر را کاهش دهند. [۴۰-۳۷] جالب است بدانید که تحقیقات نشان داده اند که اثرات مثبت اکثر این درمانها برای مدت طولانی پس از اتمام درمان در فرد باقی می‌مانند.[۴۴-۴۱]

❖ آیا درمانهای روانشناختی موثر واقع می‌شوند؟

مکانیسم‌هایی که این درمانها از طریق آنها تأثیر می گذارند با

---

[۷۲]- Progressive muscle relaxation

[۷۳]- Music therapy

[۷۴]- Hypnotherapy

[۷۵]- Psychodynamic psychotherapy

مکانیسم درمانهای دارویی[۷۶] کاملاً متفاوت اند. بنابراین بررسی اثر بخشی درمانهای روانشناختی با استفاده از مطالعات مرسوم که در آنها اثر دارو با دارونما مقایسه می گردد مشکل می باشد. یکی از فاکتورهای مهم در موفقیت در این طرق درمانی ، کیفیت ارتباط میان روانپزشک و بیمار است. [۴۵] به طور کلی به نظر می رسد، این درمانها مکمل درمانهای دارویی می باشند.

❖ **شنیده‌ام که روده تحریک پذیر می‌تواند با خواب مصنوعی درمان شود آیا حقیقت دارد؟**

دکتر جدل[۷۷] : از آنجایی که درمانهای رایج طبی، علائم تمام بیماران مبتلا به روده تحریک پذیر را بهبود نمی‌بخشند، رویکرد به درمانهای غیر متداول در بیماران با روده تحریک پذیر رو به افزایش است. بخصوص در افرادی که علائم شدید و مزمن دارند بیشتر دیده می شود. این درمانها عموماً همراه با درمانهای طبی مورد استفاده قرار می گیرند و شامل درمان رفتاری شناختی، بیوفیدبک، مدیریت استرس و خواب مصنوعی می‌باشند. گروهی از مطالعات نشان داده‌اند که خواب مصنوعی می‌تواند اثرات مثبتی روی عملکرد دستگاه گوارش و بهبود علائم روده تحریک پذیر داشته باشد. یک دوره ی معمول درمان خواب مصنوعی، شامل ۱۲-۴ جلسه بوده که به صورت جلسات هفتگی و یا هر دو هفته می‌باشد. هر جلسه تقریبا ۳۰ دقیقه طول می کشد. در طول این جلسات بیمار به خواب مصنوعی می‌رود و پس از آن در تمرینات آرامش عمیق و تصویر سازی ذهنی شرکت می کند. در بعضی از مراکز کتب و دیسکهای

۷۶- Biomedical
۷۷- Dr. Jedel

آموزش خود هیپنوتیسمی را در اختیار بیماران قرار می‌دهند. با وجود اینکه خواب مصنوعی در بهبود علائم روده تحریک پذیر میان بیماران متعددی موفق بوده است. محققین هنوز به وضوح نمی‌دانند که چرا این درمان مؤثر می باشد. با این حال، آنچه که ما می‌دانیم این است که مغز و رودها به طور مداوم با یکدیگر ارتباط دارند و روی یکدیگر تاثیر می‌گذارند (محور مغزی روده‌ای) و همانطور که شرایط پر استرس، اضطراب و افسردگی سبب تشدید علائم روده تحریک پذیر میشوند، اقداماتی که در رفع این محرکها صورت می گیرد، طبعاً سبب بهبودی این بیماری خواهد شد.

❖ آیا شما یک بررسی روانشناختی یا روانپزشکی را برای من توصیه می‌کنید؟

خیر، اما اجازه دهید بیشتر توضیح دهم. اول اینکه می‌خواهم تفاوت میان یک بررسی روان‌شناختی و یک بررسی روانپزشکی را روشن کنم. ارزیابی روانشناختی، توسط یک روانشناس انجام می شود و برای درک شخصیت و حالات روحی فرد مانند اضطراب و افسردگی صورت می گیرد. همچنین روانشناسان می‌توانند از طریق انتخاب روشهای درمانی رفتاری و روانشناختی نظیر مدیریت استرس در کاهش علائم روده تحریک پذیر کمک کنند. همانطور که پیشتر مطرح شد، عده ی از بیماران روده تحریک پذیر مشکلات خفیف روانشناختی (اضطراب یا افسردگی) داشته ولی لزوم جستجوی این مشکلات جزئی در روند درمانی روده تحریک پذیر مسأله‌ای بحث انگیز میان متخصصین است. به نظر من تصمیم‌گیری در این مورد به عهده‌ی خود شما می‌باشد. از طرف دیگر، عده معدودی از بیماران مبتلا به روده تحریک پذیر دچار اضطراب یا

افسردگی شدید بوده و در این موارد، مراجعه به روانپزشک جهت کنترل علائم روده تحریک پذیر بسیار سودمند است. در ارزیابی توسط روانپزشک وضعیت بیماریهای روانشناختی کاملاً مشخص گردیده و درمان آنها توسط دارو و یا دیگر روشهای درمانی آغاز می گردد. من بررسی روانپزشکی را به همه بیماران مبتلا به روده تحریک پذیر توصیه نمی کنم.

❖ نقش فیبر در درمان روده تحریک پذیر چیست؟

تحقیقات نشان داده اند که فیبر در بهبود حرکات روده، افزایش دفعات اجابت مزاج و حجم مدفوع و همچنین کاهش فشار درون روده بزرگ مؤثر می باشد. استفاده از انواع فیبر بخشی از درمان اصلی روده تحریک پذیر است. با وجود اینکه سالها این ماده در درمان روده تحریک پذیر استفاده شده است، اطلاعات ما در مورد اثر فیبر در روده تحریک پذیر بسیار محدود و در بعضی موارد متناقض می‌باشد. بعنوان مثال، سبوس گندم از طریق بهبود حرکات روده در درمان این بیماری مؤثر بوده، در حالیکه تخم اسفرزه (پسیلیوم[۷۸]) از طریق بهبود قوام مدفوع عمل می کند و هر دو به یک اندازه در از بین بردن علائم موثرند. فیبر مانند یک اسفنج در روده عمل می کند. از طرفی این ماده با نگه‌داری و افزایش آب در روده حجم مدفوع را زیاد کرده و از طرف دیگر قوام مدفوع را نرم می کند. با در نظر گرفتن مثال اسفنج، این نکته بهتر قابل فهم است که فیبر تنها زمانی در بهبود یبوست موثر واقع می شود که با آب کافی مصرف گردد.

[۷۸]- psyllium

جالب است که فیبر در درمان بیماران مبتلا به روده تحریک پذیر با اسهال نیز کاربرد دارد. در این وضعیت فیبر به شکل اسفنج عمل می‌کند و آب اضافی موجود در لوله‌ی گوارش را جذب کرده و به مدفوع شل و آبکی قوام می دهد. بنابراین، فیبر هم در یبوست و هم در اسهال کاربرد داشته و به بیماران کمک می‌کند که مدفوعی شکل دار و نرم داشته باشند.

❖ هر چه که در مورد فیبر شنیده‌ام مثبت بوده است. آیا فیبر مضراتی هم دارد؟

بله، فیبر می‌تواند منجر به نفخ شود. از آنجاییکه فیبر می‌تواند بوسیله‌ی باکتری‌های روده تخمیر گردد، می‌تواند باعث تولید حجم زیادی از گاز در روده شود. این مسأله بخصوص هنگامی رخ میدهد که مقدار زیادی از فیبر بطور یک مرتبه به رژیم غذایی افزوده گردد.

خبر خوب این است، در صورتی که مصرف فیبر با مقداری اندک شروع شود و به تدریج در طول چند هفته مصرف آن افزایش یابد، میتوان در اکثر موارد از عارضه نفخ جلوگیری کرد.

من پیشنهاد می‌کنم که بیماران با نصف قاشق چایخوری فیبر، دو بار در روز شروع کنند و هر چند روز یک مقدارجزئی به آن اضافه نمایند تا به نتیجه مطلوب که یک تا سه بار اجابت مزاج در طول روز می‌باشد برسند.

❖ آیا انواع مختلفی از فیبر وجود دارد؟

همانطور که اشاره کردم، انواع مختلف فیبر، به طرق متفاوتی عمل می‌کنند. بنابراین، نوع فیبری که استفاده می‌کنید از اهمیت زیادی برخوردار است. افرادی که یبوست دارند به احتمال زیاد از پسیلیوم یا

متاموسیل[۷۹] سود می‌برند در حالیکه پودر سبوس برای بیماران مبتلا به اسهال مناسب‌تر است.

❖ من سبزیجات و میوه‌جات زیادی در طول روز مصرف می‌کنم. آیا هنوز هم نیاز به مصرف فیبر دارویی دارم؟

باید بدانید که با وجود اینکه مصرف فیبر به صورت دارو (قرص یا پودر) نسبت به مصرف رژیم پرفیبر مثل سبزیجات و میوه برتری ندارد، بسیاری از افراد مقدار فیبر مورد نیاز را در رژیم غذایی روزمره خود مصرف نمی‌کنند.

❖ چه داروهایی در روده تحریک پذیر استفاده می‌شود؟

درمان رایج روده تحریک پذیر بر اساس از بین بردن علائم است. داروهایی که در روده تحریک پذیر مصرف می‌شوند یا اختلال حرکتی روده و یا افزایش حساسیت روده و یا هر دو را بهبود می‌بخشند. داروهایی که حرکت روده ها را تعدیل می‌کنند از طریق افزایش حرکات روده (پریستالسیس) ویا کاهش انقباضات مداوم (اسپاسم) روده عمل می‌کنند. به این داروها به ترتیب محرک حرکت (پروکینتیک[۸۰]) و بر طرف کننده اسپاسم (اسپاسمولیتیک[۸۱]) می‌گویند.

پروکینتیک‌ها بخصوص به از بین بردن علائم نفخ و یبوست کمک می‌کنند در حالیکه اسپاسمولیتیک‌ها در درمان درد شکم و دل پیچه موثرند. گروه دیگر داروها حرکات روده را کاهش می دهند و برای از بین بردن اسهال مورد استفاده قرار می گیرند. بعضی داروها از طریق

---

[۷۹] -Metamucil
[۸۰]– Prokinetics
[۸۱]– Spasmolitics

تغییر حس درک درد (افزایش تحمل نسبت به درد) باعث کاهش درد می شوند.در این طبقه بندی گنجاندن داروهایی مانند داروهای ضد افسردگی و عوامل شبه سروتونینی[۸۲] مشکل است چرا که این داروها می‌توانند هم حرکت روده و هم حساسیت آن را تعدیل کنند.

❖ **داروهای پروکینتیک کدامند؟**

پروکینتیک‌ها گروهی از داروها هستند که حرکات روده‌ای (پریستالسیس) را افزایش داده و مدت زمان عبور مواد در روده ها را کاهش می دهند. [۴۶] دمپریدون[۸۳] [موتیلیوم®][۸۴] مثالی از یک عامل پروکینتیک می‌باشد که تخلیه معده را بهبود می بخشد. این دارو در کاهش نفخ و در د شکم بعد از غذا، بخصوص در سوء ها ضمه بدون زخم، موثر واقع می شود. این دارو در ایالات متحده آمریکا در دسترس نمی‌باشد و باید از خارج خریداری گردد.

سیزا پراید[۸۵] (پروپالسید®)[۸۶] دارویی است که مانند سروتونین عمل می کند و یبوست را کاهش می دهد [۴۷] به دلیل عارضه قلبی نادر ولی بسیار جدی، این دارو در سال ۲۰۰۰ توسط سازمان غذا و داروی آمریکا[۸۷] جمع آوری شد و دیگر در ایالات متحده‌ی آمریکا تجویز نمی گردد.

تگا سراد[۸۸] (زل نرم®)[۸۹] عامل شبه سروتونینی دیگری است که

---

[۸۲]– Serotonin – like agents

[۸۳] - Domperidone

[۸۴] - Motilium

[۸۵] - Cisapride

[۸۶]– Propulsid

[۸۷] - Food and Drug Administration (FDA)

[۸۸] - Tegaserod

در بیماران مبتلا به روده تحریک پذیر با یبوست موثر می باشد. این دارو نیز توسط توسط سازمان غذا و داروی آمریکا به علت عوارض قلبی نادر و لی پر خطرش جمع آوری شد و در حال حاضر فقط برای استفاده‌ی محدود درمان روده تحریک پذیر در دسترس گروهی از بیماران قرار می گیرد. در حال حاضر تعدادی دارو در این گروه تحت آزمون بوده ولی هنوز به هیچکدام اجازه ورود به بازار مصرف داده نشده است.

❖ داروهای ضد اسهال کدامند ؟

داروهای ضد اسهال در درمان اسهال و درد در روده تحریک پذیر موثرند.[۴۸] لوپرامید[۹۰] (ایمودیوم®[۹۱]) و سایر عوامل ضد اسهال به طرز بارزی اسهال و احساس اضطرار برای دفع را در بیماران مبتلا به روده تحریک پذیر کاهش می‌دهند. لوپرامید نسبت به سایر مخدرها (اوپیات‌ها[۹۲]) مانند دی‌فنوکسیلات (لومیتیل®)[۹۳] یا کدئین ترجیح دارد چرا که مستقیماً مغز را تحت تاثیر قرار نمی‌دهد. بعلاوه، دی فنوکسیلات بخصوص هنگامیکه با دیگر بر طرف کننده اسپاسم نظیر آنتی کولینرژیک‌ها[۹۴] (برای توضیح به ادامه توجه کنید) ترکیب شود باعث گیجی بویژه در افراد مسن می گردد.[۴۹]

کلستیرامین (کستران®)[۹۵] داروی ضد اسهال دیگری است که در در موارد نادری از روده تحریک پذیر استفاده شده است. عیب اصلی

---

[۸۹] -Zelnorm
[۹۰] -Loperamide
[۹۱] -Imodium
[۹۲] -opiates
[۹۳] -Diphenoxylate (Lomitil®)
[۹۴] -Anticholinergics
[۹۵] -Cholestyramine (Questran®)

کلسیترامین طعم بد آن است.

آلوسترون هیدروکلرید (لوترونکس®)[۹۶] داروی جدیدتری است که با منع اثر سروتونین حرکات روده ها را کند ساخته [۵۰] و در کنترل اسهال در بیماری روده تحریک پذیر کمک می کند. همچنین، این دارو بر روی گیرنده های حسی روده تاثیر می‌گذارد و درد شکم را بهبود می بخشد.

❖ **اسپاسمولیتیک[۹۷] یا بر طرف کننده های اسپاسم چه هستند؟**

اسپاسمولیتیک ها داروهایی هستند که معمولاً جزئی از خانواده‌ی آنتی کولینرژیک[۹۸] محسوب می‌شوند. آنتی کولینرژیک‌ها داروهایی هستند که اثر عصب واگ بر روی انقباض عضلات صاف را مهار می کنند. به عبارت دیگر، عضلات صاف را شل می‌کنند. اسپاسمولیتیک ها برای افراد مبتلا به روده تحریک پذیر با اسهال و درد، تجویز می شوند. تحقیقات نشان داده‌اند که این داروها بطور بازری درد را کاهش می‌دهند و کیفیت عمومی زندگی بیمار را بهبود می‌بخشند.[۵۱] اسپاسمولیتیک هایی که به طور شایع مورد استفاده قرار می‌گیرد: دی سیکلومین (بنتیل®)[۹۹]، هیوسیامین (آناسپاز®،لوسین®، نولو®، لوبید®)[۱۰۰]، متیل اسکوپولامین (پامین @)[۱۰۱]، کلیدینیوم-C (لیبراکس@)[۱۰۲]، پروبانتیلین (پروبانتین@)[۱۰۳]، و سیماکس(دوتاب@)[۱۰۴] می‌باشند. علی رغم شباهت‌های

[۹۶] -Alosteron Hydrochloride (Lotronex@)
[۹۷] -Spasmolytics
[۹۸] -Anticholinergic
[۹۹] - Dicylomin (bentyl@)
[۱۰۰] -Hysocyamine (Anaspaz®, Levsin®,Nulev®,Levbid®)
[۱۰۱] -Metylscopolamin (pamine®)
[۱۰۲] -Clidinium-C (librax®)
[۱۰۳] -Probanteline (Probantine®)

موجود در روش عملکرد این داروها، شروع اثر و مدت اثر آنها متفاوت است. از آنجا که این داروها انقباضات روده را کاهش می دهند، می توانند بالقوه منجر به یبوست شوند. عارضه یبوست و دیگر عوارض شایع این داروها از محبوبیت آنها میان پزشکان و بیماران کاسته است.

همچنین، این داروها نه تنها انقباضات را در لوله‌ی گوارش کاهش می‌دهند بلکه انقباضات عضلات صاف سایر ارگانهای بدن را نیز کم می‌کنند. برای مثال، کاهش انقباضات مثانه منجر به احتباس ادرار می‌شود. این امر بخصوص در بیمارانی که پروستات بزرگ دارند نگران کننده است. شلی عضلات صاف چشم‌ها باعث تاری موقت دید می‌شود. این داروها همچنین ترشح غدد بزاقی و اشکی را کاهش می‌دهند که این امر خود سبب خشکی دهان و خشکی چشم می‌شود. خواب آلودگی، عارضه‌ی بالقوه‌ی دیگر این داروها است.

انتظار می‌رود که انواع جدید داروهای آنتی کولینرژیک عوارض جانبی کمتری داشته باشند. چند نوع داروی گیاهی نیز وجود دارد که خواص اسپاسمولیتیک دارند مانند عصاره نعنا و پونه که این موارد در ادامه تحت عنوان درمانهای غیر متداول بحث خواهند شد.

❖ سایر داروهایی که درد شکم را بهبود می‌بخشند، کدامند ؟

سئوال خوبی است، مسکن‌ها در روده تحریک پذیر سبب بهبود درد ازطریق اثرگذاری روی محور مغزی-روده‌ای می‌شوند. اکثر این مواد گیرند ه های سروتونین را مورد هدف قرار می‌دهند. برای مثال، الوسترون

---

۱۰۴ -Symax (Duotab®)

(لوترونکس®)[۱۰۵] گیرنده های سروتونینی تیپ ۳ را مهار می‌کند در حالیکه تگاسرود (زل نرم®)[۱۰۶] رستپورهای سروتونینی تیپ ۴ را تحریک می‌کند. آلوسترون آستانه‌ی احساس درد، اتساع و اضطرار برای دفع را در مبتلایان به روده تحریک پذیر بالا می‌برد[۵۰] این دارو عبور مواد در رودها را آهسته می کند و در نتیجه باعث بهبود اسهال در روده تحریک پذیر می شود. سایر مهار کننده های گیرنده های سروتونین مانند اوندانسترون (زوفران®)[۱۰۷] و گرانیسترون (کیتریل®)[۱۰۸] ممکن است در بهبود درد و اسهال موثر باشند ولی تا بحال در بیماران مبتلا به روده تحریک پذیر به طور گسترده‌ای بررسی نشده‌اند.

تگاسراد نه تنها حرکت روده را در بیماران مبتلا به یبوست بهبود می‌بخشد، بلکه آستانه حساسیت به درد را افزایش و بنابراین درد شکم در بیماران مبتلا به روده تحریک پذیر را کاهش می‌دهد.[۵۲] همانطور که در بالا اشاره کردم این دارو تنها در موارد محدودی قابل دسترسی است. پروکالوپراید[۱۰۹] مشابه تگاسراد است. و فواید آن در حال حاضر در دست تحقیق است .[۵۳] گروه دیگری از داروها که ادراک درد را تعدیل می‌کنند، دستگاه عصبی خودمختار را مورد هدف قرار می‌دهند. کلونیدین (کاتاپرس®)[۱۱۰] گیرنده های دستگاه عصبی سمپاتیک را تحت تاثیر قرار داده و محرک‌های دردناک روده‌ای را کاهش می‌دهد [۵۴] اوکترئوتاید (ساندوستاتین®)[۱۱۱] داروی دیگری است که آستانه حسی برای درد

[۱۰۵] -Alosteron (Letronex@)
[۱۰۶] - Tegaserode (Zelnorm@)
[۱۰۷] - Ondansetron (Zofran@)
[۱۰۸]– Granisetron(Kytril@)
[۱۰۹] - Prucalopride
[۱۱۰] - Clonidine (Catapres®)
[۱۱۱]- Octereotide(sandostatin®)

احشایی را بالا می‌برد و حرکت دستگاه گوارش در روده تحریک پذیر را آهسته می‌سازد.[۵۵] تعداد دیگری دارو در حال حاضر برای درمان افزایش حساسیت و اختلال حرکتی در روده تحریک پذیر تحت بررسی می‌باشند.[۵۸-۵۶]

❖   آیا داروهای اعصاب در درمان روده تحریک پذیر استفاده می‌شوند؟

داروهای اعصاب (روانگردان) عمدتاً جهت درمان بیماری اضطراب و افسردگی استفاده می‌شوند. اما در بیماری روده تحریک پذیر حتی در صورت عدم وجود اضطراب و افسردگی می توان از این داروها در کنترل درد و علائم بیماری سود جست.

❖   من هیچ‌گونه اضطراب و افسردگی ندارم، ولی پزشک برای من داروی ضد افسردگی تجویز کرده است !! چرا؟

این داروها علاوه بر اثر روانگردان خود، می‌توانند محور مغزی روده‌ای را بااثر گذاری بر روی مواد شیمیایی این محور تحت تأثیر قرار داده و آستانه‌ی ادراک درد را افزایش دهند. قابل توجه است که مقدار مورد نیاز دارو های ضد افسردگی جهت درمان موثر روده تحریک پذیر ، بسیار کمتر از مقداری است که برای درمان افسردگی و اضطراب استفاده می‌شود.

❖   کدام داروهای ضد افسردگی در درمان روده تحریک پذیر کمک کننده است؟

بسیاری از داروهای ضد افسردگی برای درمان روده تحریک پذیر با میزان موفقیت متفاوت تجویز شده‌اند. رایجترین داروهای

ضدافسردگی قابل استفاده در این مورد، ضد افسردگی‌های سه حلقه‌ای[۱۱۲] و مهارکننده‌های اختصاصی برداشت سروتونین [۱۱۳] (SSRIs) و مهار کننده‌های برداشت سروتونین – اپی نفرین (SNRIs)[۱۱۴] می‌باشند. رایجترین ضد افسردگی‌های سه حلقه‌ای آمی تریپتیلن[۱۱۵] نورتریپتیلین(پاملور®)[۱۱۶] ایمی پرامین (تفرانیل®)[۱۱۷] و دوکسپین (سینکان®، و زونالون®)[۱۱۸] هستند. اثرات مفید این داروها مستقل از اثرات روانگردانی آنها است. [۵۹]

مهارکننده‌های اختصاصی برداشت سروتونین شامل پاروکستین (پاکسیل®)[۱۱۹] و فلوکستین (پروزاک®)[۱۲۰] می‌باشند. مهار کننده‌های برداشت سروتونین– اپی نفرین ها نسبتاً داروهای جدیدتری هستند و در این گروه ونلافاکسین(افکسور®)[۱۲۱] و دولوکستین (سیمبالتا®)[۱۲۲] شایعترین داروهای مورد استفاده می‌باشند. در مقایسه با داروهای سه حلقه‌ای، مهارکننده‌های اختصاصی برداشت سروتونین کمتر موثر واقع می‌شوند. با این حال، عوارض کمتری نسبت به داروهای سه حلقه‌ای دارند وضمناً اثر ضد اضطراب این گروه نیز در درمان این بیماران سودمند است.

---

[۱۱۲] - Tricylics
[۱۱۳] - selective serotonin reuptake inhibitors
[۱۱۴]- serotonin-norepinephrine reuptake inhibitors.
[۱۱۵] - Amitriptyline
[۱۱۶]– Nortriptyline (Pamelor®)
[۱۱۷] – Imipramine (Tofranil®)
[۱۱۸]– Doxepin (Sinequan®, Zonalon®)
[۱۱۹]– Paroxetin (paxil®)
[۱۲۰]– Fluoxetin (Prozac®)
[۱۲۱]– Venal faxin (effexor®)
[۱۲۲]– Duloxetine (Cymbalta®)

❖ **چه نوع داروی گیاهی به طور متداول در روده تحریک پذیر مورد استفاده قرار می‌گیرد؟ آیا این داروها موثرند؟**

تعداد متعددی از داروی گیاهی در درمان روده تحریک پذیر کاربرد دارند. به طور مثال عصاره‌ی نعناع مانند یک بر طرف کننده اسپاسم عمل کرده و به کاهش درد شکم و نفخ کمک می‌نماید.

❖ **یکی از دوستان من روزی یک یا دو فنجان چای کیسه‌ای نعناع می‌نوشد و گمان می کند این چای به هضم غذای او کمک می نماید. آیا این صحت دارد؟**

دکتر براون[۱۲۳]: استفاده از عصاره نعنا در درمان روده تحریک پذیر بصورت گسترده‌ای مورد بررسی قرار گرفته است. این داروی گیاهی در سطح وسیعی در درمان علائم روده تحریک پذیر بدلیل اثرات بر طرف کننده اسپاسم، ضد نفخ و آرام بخش خود کاربرد دارد. در یک مطالعه در ایران ترکیبی از انواع نعناع به اسم کارمنت [۱۲۴] استفاده شده است. این ترکیب شامل برگ نعناع (منتااسپیکاتا[۱۲۵]) و دو نوع گیاه دیگر به نام های ملیسا اوفیسینالیس [۱۲۶] و کوریاندران ساتیووم [۱۲۷] می‌باشد، که جهت بهبود علائم درد شکم و نفخ در افراد مبتلا به روده تحریک پذیر استفاده می شود. در این مطالعه بیماران به مدت هشت هفته تحت درمان قرار گرفتند و در انتهای مطالعه، میزان علائم بیماران نظیر درد شکم، دل پیچه، نفخ و احساس ناراحتی در گروهی که کار مینت مصرف کرده بودند نسبت به

---

[۱۲۳]- Dr.Brown

[۱۲۴]- Carmint

[۱۲۵]- mentha spicata

[۱۲۶]- Melissa officinalis

[۱۲۷]- Coriandrun sativum

گروهی که دارونما گرفته بودند به طور بارزی کمتر بود. در یک مقاله که اخیراً به چاپ رسیده است، یک جمع بندی کلی از مطالعات انجام شده بر روی عصاره نعنا مورد بررسی قرار گرفته است. در این مقاله، ۱۶ مطالعه مختلف که اکثراً به صورت کارآزمایی بالینی مربوط به استفاده از عصاره نعنا در بیماران روده تحریک پذیر بودند، مورد ارزیابی قرار گرفتند. در ۱۲ از ۱۶ کارآزمایی بالینی، مقایسه گروه دارو با یک گروه دارونما بود در حالیکه در ۴ مطالعه دیگر، مقایسه تنها با گروه درمان‌های مرسوم بود. نتایج ۸ مورد از ۱۲ مطالعه مقایسه دارو با دارونما، حاکی از موثر بودن عصاره نعناع بوده است. میزان موفقیت کلی به طور متوسط ۵۸٪ برای عصاره نعناع و فقط ۲۹٪ برای دارونما می باشد. عوارض ثانویه استفاده از عصاره نعناع جزیی و کوتاه مدت بوده و از جمله این عوارض می توان از ترش کردن، سوزش سر دل و احساس ناراحتی یا سوزش دور مقعد نام برد. نویسندگان این مطالعه به این نتیجه رسیدند که عصاره نعناع بی ضرر بوده و در بیشتر موارد بخوبی تحمل می‌شود و به نظر می رسد برای کنترل علائم روده تحریک پذیر مانند درد شکم و دل پیچه و اسهال و یا یبوست موثر می باشد. همچنین که این مطالعات نشان داده اند، که کیفیت زندگی بیماران به طور کلی بهبود می‌یابد. لازم به ذکر است که مقاله مروری دیگری که در سال ۱۹۹۸ به چاپ رسید، که فقط ۸ مقاله‌ی چاپ شده را بررسی کرده بود، نقش بارزی برای عصاره نعناع در از بین بردن علائم روده تحریک پذیر نشان نداد. به طور خلاصه، عصاره نعناع می‌تواند به عنوان یک درمان بی‌خطر و بالقوه موثر برای درمان درد شکم، دل پیچه و نفخ در سندرم روده تحریک پذیراستفاده شود. اما پیشنهاد قطعی برای مصرف آن نیاز به کارآزمایی‌های بالینی بیشتر دارد.

❖ **پدر زن من از شربت الوورا[128] استفاده می‌کند و من را به مصرف آن تشویق می‌نماید او معتقد است که این گیاه برای سلامت دستگاه گوارش خیلی خوب است. آیا هیچ مصداقی بر این اظهار وجود دارد؟**

دکتر براون : الوورا گیاهی است که از آن در ساخت دستکش طبی استفاده می شود. ماده ژلاتینی که از برگهای آن استخراج می‌شود در درمان انواع مختلفی از مشکلات گوارشی استفاده شده است. بیشترین مورد استفاده این گیاه در مشکلات گوارشی در درمان کولیت اولسرو[129] بوده است و در این زمینه مطالعات متفاوتی وجود دارد .

کارآزمایی‌های بالینی اخیر به این نتیجه رسیده اند که الوورا هنگامیکه بمدت ۴ هفته مصرف شود در مقایسه با دارونما باعث بهبودی و بهتر شدن علائم در بیماران مبتلا به کولیت اولسرو می گردد. مطالعات ما در مرکز پزشکی دانشگاه راش با شربت الوورا در بیماری التهابی روده به آن اندازه امیدوار کننده نبوده است.

در مورد اثر بخشی شربت الوورا در درمان سندرم روده تحریک پذیر، مطالعات محدود است. در یک مطالعه که در انگلیس انجام شدو در سال ۲۰۰۶ به چاپ رسید، ۵۸ بیمار با روده تحریک پذیر مورد آزمایش قرار گرفتند. این افراد با شربت الوورا با دوز ۵۰ میلی‌لیتر ۴ بار در روز برای یک ماه درمان شدند. این ترکیب بصورت شربت صورتی رنگ طعم‌دار شده با انبه مصرف می‌شد و دارونما به نحوی ساخته شد که از نظر طعم و رنگ با این ترکیب مشابه باشد. فاکتورهایی که در مطالعه بررسی

[128] – Aloe Vera
[129] - Ulcerative Colitis

شدند شامل درد شکم، اتساع شکم، رضایت از اجابت مزاج و سلامت عمومی فرد، بودند. در این مطالعه ۳۵٪ بیمارانی که شربت الوورا را مصرف می‌کردند بهتر شدند در حالیکه ۲۲٪ بیمارانی که دارونما می‌خوردند بهبود یافتند. این تفاوت از نظر آماری معنا دار نبوده و این کار آزمایی بالینی یک مطالعه منفی محسوب می‌شود. متاسفانه، امروزه اطلاعات اندکی جهت تصمیم‌گیری قاطع در مورد شرت الوورا وجود دارد. اطلاعات موجود درباره‌ی تأثیر این گیاه دارویی در سندرم روده تحریک پذیر در حال حاضر قطعی نبوده و اطلاعات موجود از مصرف آن در این بیماری کامل نمی باشد.

❖ **یکی از دوستان من که روده تحریک پذیر دارد به من گفت که او از بیوفیدبک سود می‌برد آیا این روش جایگاهی در درمان روده تحریک پذیر دارد؟**

دکتر درسمن : بله، بیوفید بک می‌تواند یک درمان برای روده تحریک پذیر باشد.[۳۲] شما ممکن است به بیوفیدبک منتشراشاره کنید و این روشی است که در آن فرد از وجود انقباض عضلات پشت، گردن، شانه و صورت خود با استفاده از یک کامپیوتر اطلاع می یابد و با آموزش سعی میکند تا این عضلات را شل کند. با تمرین و تکرار شل کردن عضلات فرد به یک وضعیت عمومی تمدد اعصاب رسیده و این می‌تواند به کاهش علائم روده‌ای کمک کند. این روش مشابه سایر درمانهای روانشناختی شامل خواب مصنوعی و مدیریت استرس و درمان رفتاری شناختی می‌باشد.[۱۳,۲۵] در تخصص گوارش، نوع دیگری از بیوفیدبک وجود دارد که بیوفیدبک مقعدی (آنورکتال[۱۳۰]) است. این

---

[۱۳۰]– Anorectal Bio Feedback

روش جهت درمان بیمارانی است که اختلال عضلات کف لگن دارند. هدف این درمان، رفع انقباض نا بجای عضلات کف لگن بوده که می تواند منجر به یبوست شدید شود. لازم به ذکر است که اختلال عضلات کف لگن در بیماران با روده تحریک پذیر به فراوانی دیده می شود.

فصل ششم

زندگی با روده تحریک پذیر

در این فصل شما خواهید آموخت:

✓ چه بخورید و از چه خوراکی هایی پرهیز نمایید.

✓ رژیم غذایی پویا (دینامیک).

✓ اثرات متقابل حاملگی و روده تحریک پذیر.

✓ ارتباط اختلالات خواب و روده تحریک پذیر.

✓ نحوه ی استفاده از اینترنت برای افزایش درک و دانش خود درباره روده تحریک پذیر.

❖   **رژیم غذایی مناسب چیست؟ چه باید بخورم؟ از چه خوراکی هایی باید پرهیز کنم؟ به بیان دیگر، بهترین رژیم غذایی برای روده تحریک پذیر کدامست؟**

متاسفانه نمی توان یک رژیم غذایی خاص را برای مبتلایان به روده تحریک پذیر توصیه کرد. برای روشن شدن موضوع، اجازه بدهید مثالی بزنم:

کارمند جوانی در اسفند ماه به هنگام حسابرسی شرکت و کار سنگین دچار علائم درد شکم و نفخ شدید می شود. در طی چند ماه از شروع علائم کلیهٔ غذاهای چرب، ادویه دار، آبکی، و میوه ها باعث تشدید علائم شده و حتی در طی این مدت دوبار به اورژانس مراجعه نموده و داروهای متنوع و زیادی را دریافت می دارد که هیچکدام اثر دائمی نداشته و هر کدام مدت کوتاهی باعث آرامش او گردیده است. پس از مراجعه به پزشک متخصص و تایید تشخیص روده ی تحریک پذیر و رد بیماری های دیگر، از بیمار خواسته می شود که به مرخصی برود. در طول مرخصی بیمار بدون استفاده از هیچ دارویی، سریعاً بهبود می یابد و علائم بیماری حتی با خوردن ادویه و ترشی جات، و هر نوع غذا، باز نمی گردد. حال شما قضاوت کنید که آیا فرد باید در تمام طول عمر از خوردن برخی از غذاها خودداری کند؟

❖   **پس، آیا من می توانم هر غذایی را که دوست دارم، بخورم؟**

بستگی دارد. همانطور که پاسخ قبلی نشان داد، نمی توان یک رژیم غذایی خاص را برای مبتلایان به روده تحریک پذیر توصیه کرد، چرا که علاوه بر نوع غذا، عوامل متعددی نظیر استرس های محیطی و وضعیت فعالیت بیماری شما در پاسخ شما نسبت به غذا مؤثر می باشند.

بنابراین به جای پیشنهاد یک رژیم غذایی مشخص، من یک رژیم غذایی پویا (در حال تغییر و توازن) را توصیه می کنم.

❖ منظور از رژیم غذایی پویا چیست؟

منظور از رژیم غذایی پویا (دینامیک) اینست که شما نسبت به تجربیات قبلی خود، وضعیت فعالیت بیماری و شرایط دیگر محیطی نظیر استرس، تصمیم بگیرید که چه غذایی را بخورید و از کدام غذا پرهیز کنید. به عنوان مثال، اگر خانمی در طی دوران قاعدگی دچار درد شکم و علائم سوء هاضمه با ترشیجات یا ادویه ها می شود، باید از آنها در این برحه اجتناب نماید. چنانچه، مشکلی در پی مصرف غذاهای چرب، یا نوشابه های گازدار برای شما ایجاد نمی شود، می توانید آنها را در رژیم غذایی خود بگنجانید. اگر علائم شما متناوباً ظاهر می شوند، باید رژیم غذایی خود را تنها در دوران بروز علائم، محدود کنید. به همین دلیل است که من نام این رژیم غذایی را پویا (دینامیک) گذاشته ام.

❖ بنابراین مصرف ترشی جات، ادویه، سیر، پیاز و سایر مواد غذایی که مرا دچار علائم گوارشی نمی کنند، بی ضرر هستند؟

دقیقاً. لازم است بدانید که حتی بروز علائم، نشانگر آسیب به دستگاه گوارش نمی باشد. در حقیقت، این علائم با اختلالات حرکتی یا حساسیت نابجای دستگاه گوارش مرتبط اند؛ نه آسیب مخاطی و ایجاد زخم. این علائم، راهی هستند تا بدنتان به شما اطلاع دهد که برخی مواد غذایی خاص، محرک دستگاه گوارش شما می باشند و بنابراین باید از مصرف آنها خودداری کنید. در صورت عدم وجود این علائم، نیازی به پرهیز غذایی نمی باشد.

❖ **من مشکل کم خوابی دارم و در طول روز احساس خستگی مفرط می نمایم. آیا این موضوع به روده تحریک پذیر مرتبط است؟**

بله. مطالعات متعدد ارتباط نزدیک خواب و علائم گوارشی را نشان داده اند. گروه تحقیقاتی مرکز پزشکی دانشگاه Rush در شیکاگو، به تازگی مطالعه ای روی اثر خواب در سندرم روده تحریک پذیر و بیماری های التهابی روده (IBD) انجام داده اند که یافته های آن اخیراً در مجله Gastroenterology and Hepatology به چاپ رسید. نتایج این مطالعه نشان داد که اختلالات خواب در مبتلایان به روده تحریک پذیر نسبت به کسانی که روده تحریک پذیر ندارند، به طرز چشمگیری شایعتر است.

اجازه دهید تا خلاصه ای از این یافته ها را برایتان توضیح دهم. مبتلایان به روده تحریک پذیر خواب کمتری نسبت به افراد سالم داشته (۰/۳ ± ۶/۰ ساعت در برابر ۰/۲ ± ۶/۷) و به طور میانگین ۱۰ ± ۵۰/۴ دقیقه طول می کشد تا مبتلایان به روده تحریک پذیر به خواب روند؛ حال آنکه این زمان در افراد سالم ۲ ± ۱۱/۶ دقیقه می باشد. ٪۶۷ افراد دچار روده تحریک پذیر یک یا چند روز در هفته ناچار بودند بیش از ۳۰ دقیقه صبر کنند تا به خواب روند اما افراد سالم به راحتی به خواب رفته و تنها ٪۱۳ آنها چنین شکایتی داشتند. احساس نگرانی و اضطراب در ارتباط با بیماری یکی از علل عمده ی اختلال خواب در ٪۲۹ مبتلایان به روده تحریک پذیر بود. ٪۸۸ مبتلایان به روده تحریک پذیر بیش از ۲-۱ بار در شب از خواب بیدار می شدند اما این رقم در افراد سالم، ٪۴۰ بود. در مبتلایان به روده تحریک پذیر، عوامل زیر باعث بیدار شدن مکرر بوده است (توجه کنید که در اغلب بیماران بیش از یک عامل سبب بیدار شدن

می شده است): نیاز به اجابت مزاج (۸۷٪)، درد شکمی (۷۱٪) احساس گرمای شدید (۷۱٪)، کابوس یا رویاهای بد (۶۷٪)، احساس سرمای شدید (۶۱٪)، و اختلال تنفسی و خُرخُر کردن (۵۰٪).

در مجموع، تنها ۱۰٪ مبتلایان به روده تحریک پذیر، و ۶۰٪ افراد سالم از خواب خود رضایت داشتند. همچنین ۵۴٪ بیماران دچار روده تحریک پذیر، ناچار به استفاده از قرص های خواب آور برای خوابیدن در طول یکماه اخیر شده ولی هیچیک از افراد سالم از قرص خواب آور استفاده نکرده بودند. این یافته، وسعت و اهمیت اختلالات خواب در روده تحریک پذیر را آشکار می سازد. خواب نامناسب نه تنها به عنوان عاملی استرس زا محسوب می شود، بلکه توانایی تطبیق افراد را با شرایط محیطی و استرس زا تحت تاثیر قرار می دهد و موجب بارز شدن علائمی چون درد شکم و خستگی شده و همچنین کیفیت زندگی این افراد را بیش از پیش کاهش دهد. بنابراین شک ندارم که خواب نامناسب بر روی روده تحریک پذیر و علائمش اثر مستقیم دارد. حال سئوال این خواهد بود که آیا اصلاح اختلالات خواب می تواند اثر مثبتی روی سیر روده تحریک پذیر داشته باشد؟ امید دارم مطالعات آینده، پاسخی آشکار برای این سئوال را فراهم سازد.

❖ **سال گذشته در طی ماه رمضان که روزه می گرفتم، علائم من به مقدار قابل توجهی بهبود یافته بود. آیا روزه داری روی علائم روده تحریک پذیر اثر مفید دارد؟**

مطالعات روی این موضوع بسیار محدودهستند. در ژاپن، دکتر کانازاوا و همکاران مطالعه ی قابل توجهی انجام دادند که در آن گروهی از بیماران مبتلا به روده تحریک پذیر به مدت ۱۰ روز از مصرف غذا منع

شدند (آنها تنها اجازهٔ مصرف آب داشتند) و پس از آن به تغذیهٔ عادی خود ادامه دادند.[۶۰] پژوهشگران این مطالعه، بهبود قابل توجهی را در طی دوره گرسنگی و حتی ۵ روز پس از بازگشت به رژیم عادی غذایی در این بیماران نسبت به بیمارانی که تنها سایر درمان های متداول را دریافت نموده بودند، مشاهده کردند. این نتایج منطقی به نظر می رسند زیرا علائم روده تحریک پذیر معمولاً با مصرف غذا و حرکات گوارشی بعد از صرف غذا مرتبطند و اگر فردی به مدت ۱۰ روز غذا مصرف نکند، محرکی برای ایجاد علائم گوارشی وجود نخواهد داشت. اما، آیا بهبود مشاهده شده پس از دوره گرسنگی برای مدت قابل توجهی ادامه می یابد، هنوز مشخص نیست. بر مبنای این مطالعه، ممکن است تصور نمایید روزه داری برای روده تحریک پذیر شما بی خطر، و سودمند خواهد بود. با این حال، تعمیم نتایج این مطالعه به روزه داری در ماه رمضان با موانعی روبرو است: ۱) این مطالعه اثر سودمند نخوردن غذا در دوره ای طولانی را بررسی نمود؛ در حالیکه روزه داری معمولاً ۱۴ تا ۲۴ ساعت به طول می انجامد. ۲) در روزه داری، معمولاً فرد روزه دار در ساعات افطار غذایی حجیم و سنگین مصرف می نماید. بنابراین جای تعجب نیست که علائم افراد در طی ساعات روزه داری کاهش یافته و در ساعات پس از صرف غذا خصوصاً غذاهای حجیم و سنگین شدت می یابد. البته نباید فراموش کرد که شرایط معنوی روزه داری می تواند تأثیر به سزایی در استرس های محیطی فرد داشته و با در نظر گرفتن تمام این احوال، عجیب نیست که ما پاسخ های بسیار متنوعی را در افراد مختلف مشاهده می کنیم. در واقع، علائم برخی بیماران در طی روزه داری کاملاً بهبود می یابد و برخی دیگر ممکن است دچار تشدید علائم شوند. صرف

نظر از علائم، روزه داری موجب هیچ آسیب ساختاری در دستگاه گوارش مبتلایان به روده تحریک پذیر نمی شود. در نتیجه، توصیه من این است تا شما از تجربه خودتان در این امر استفاده کنید و ببینید آیا با روزه داری علائمتان بهبود می یابد یا تشدید می گردد. آنگاه، تصمیم لازم را اتخاذ نمایید.

❖   من قصد دارم در آیندهٔ نزدیک حامله شوم. آیا حاملگی روی روده تحریک پذیر تاثیر دارد؟

همانگونه که می دانید، روده تحریک پذیر عمدتاً در افراد جوان در سنین باروری دیده می شود و بیشتر در خانم ها شایع است. بنابر این، این سؤال برای عده زیادی از بیماران مطرح می باشد. با این حال، در منابع موجود پزشکی، اطلاعات زیادی از چگونگی تاثیر این دو وضعیت بر هم وجود ندارد. بر پایهٔ مطالعات محدود انجام شده، می دانیم که حدود یک سوم مبتلایان به روده تحریک پذیر در طی حاملگی دچار تشدید یبوست و یک سوم آنها نیز دچار تشدید اسهال می شوند.[۶۱] در مجموع، درمان و مدیریت روده تحریک پذیر در حاملگی مشابه دوره ی پیش از بارداری است.البته ذکر این نکته حائز اهمیت است که مصرف هیچ دارویی در طی حاملگی کاملاً بی ضرر نیست و داروهای درمان روده تحریک پذیر نیز ازاین امر مستثنی نیستند. با این وجود، گزارشات چاپ شده، حاکی از مشاهده هیچگونه عارضه ی جدی در اثر استفاده از بسیاری از داروهای درمان یبوست یا اسهال نیست.[۶۲] اما، من، مصرف هیچ دارویی را در روده تحریک پذیر در دوران حاملگی توصیه نمی کنم؛ مگر اینکه نیاز مبرم به استفاده از آنها وجود داشته باشد. تاکنون هیچ مدرکی دال بر اینکه روده تحریک پذیر روی سیر یا نتایج حاملگی تاثیر

منفی گذاشته باشد، به دست نیامده است.

❖ **آیا توصیه می نمایید که من از اینترنت برای افزایش اطلاعاتم در مورد روده تحریک پذیر استفاده کنم؟**

هم بله و هم خیر! پایگاه های اطلاعاتی متعددی در اینترنت، اطلاعاتی مفیدی در ارتباط با روده تحریک پذیر دارند. با این حال، تمامی این اطلاعات دقیق نمی باشند. من پایگاه های زیر را برای کسب اطلاعات بیشتر توصیه می کنم:

http://www.aboutIBS.org/

پایگاه اطلاعاتی موسسه بین المللی بیماریهای عملکردی دستگاه گوارش

http://www.talkIBS.org/index.html

پایگاه اطلاعاتی موسسه پژوهش سلامت بانوان

http://digestive.niddk.nih.gov/ddiseases/pubs/IBS_ez/index.htm.

پایگاهی متعلق به موسسه ملی دیابت، بیماریهای گوارشی، و بیماریهای کلیوی آمریکا

http://www.mayoclinic.com/health/irritable-bowel-syndrome/DS۰۰۱۰۶.

بخشی از پایگاه اطلاعاتی موسسه پزشکی مایو کلینیک

http://www.emedicinehealth.com/irritable_bowel_syndrome/article_em.htm

پایگاهی از .e-medicinehealth

http://en.wikipedia.org/wiki/Irritable_bowel_syndrome.
http://www.IBSassociation.org/
http://www.med.unc.edu/IBS

❖ **نظر شما در ارتباط با عضویت در انجمن ها و گروه های حمایتی (اینترنتی) و یا حقیقی چیست؟**

این گروهها هم تأثیر مثبت و هم منفی دارند! از یکسو، اینگونه ارتباطات اجتماعی می تواند بسیار سودمند باشد. به این طریق که شرکت در این گروه ها/ انجمن های حمایتی شما را مقدور می سازد تا با سایر افرادی که مشکلاتی مشابه شما دارند، ارتباط داشته باشید، از تجربیات دیگر بیماران مبتلا به سندرم روده تحریک پذیر استفاده کنید، بدانید که عده زیادی همان بیماری را دارند و ضمناً بتوانید نظرات، افکار و نگرانی هایتان را مطرح نمایید. این موضوع می تواند بسیار سودمند و آرامش بخش باشد. اما از سوی دیگر ارتباط با برخی از گروه های حمایتی ممکن است اضطراب و نگرانی های شما را در مورد روده تحریک پذیر افزایش دهد، چرا که ممکن است این افراد تجارب شخصی خود را به صورت اصول به ظاهرعلمی بیان نموده و به شما اطلاعات نادرستی ارائه دهند، و یا شما ممکن است در برخورد با بیماران بسیار شدید روده تحریک پذیر دچار ترس و دلهره بیشتری شوید.

❖ **نهایتاً توصیه های شما به صورت یک جمع بندی از صحبت های به میان آمده، چیست؟**

حال که بیماری خود را بهتر شناخته اید، گام بزرگی در جهت درمان خود طی کرده اید. هدف اصلی من در این کتاب این بود که ماهیت علائم شما، علل ایجاد آنها و اطلاعاتی در مورد انتظارتان در برخورد با روده تحریک پذیر، را فراهم آورم. همچنین به این موضوع پی بردید که بیماری شما یک مشکل کشنده مانند سرطان یا دیگر اختلالات ساختاری دستگاه گوارش (مانند زخم معده و بیماری های التهابی روده) نمی باشد. بیماری شما نتیجۀ اختلال حرکتی و افزایش حساسیت روده ها است و شما می توانید بسیاری از شرایط را که در کارکرد محور مغزی

روده ای مؤثر است به سود خود تغییر دهید. همچنین می توانید نگرشی مثبت به بیماری خود داشته و در یادگیری و درمان خویش، نقشی فعال داشته باشید. شما قربانی این اختلال نیستید، بلکه مدیر آن می باشید. ممکن است نتوانید تمامی علائم خود را کنترل کنید، ولی با دانش کافی توانایی خود را در مقابله با شرایط مختلف افزایش داده و نحوهٔ زندگی فعال و با نشاط را در کنار این بیماری خواهید آموخت. همچنین از شما می خواهم با علائم خفیف و جزئی بیماری که تنها حضور آنها را حس می کنید اما چندان آزارتان نمی دهند کنار بیایید و آنها را تحمل کنید. به زودی خواهید دید که بعد از مدتی، دیگر این علائم توجه شما را چندان جلب نخواهند کرد و از میان خواهند رفت.

توصیه دیگر من در تغییر خلق و خو و طریقه زندگیتان است. باید از هر راهی که می توانید، اضطراب، نگرانی و دلواپسی را در زندگی تان کاهش دهید. اگر خودتان به تنهایی از عهده ی اینکار برنمی آیید، سعی کنید از یک متخصص، (مثلاً یک روان شناس) کمک بگیرید. استرس، اضطراب، و نگرانی بیش از حد، تاثیر منفی روی سلامتی شما دارند. بنابراین سعی کنید تا از مشاغل پر مخاطره اجتناب کنید و مسیر زندگی را در معرض استرس های شدید قرار ندهید. قابلیت های خود را دست کم نگرفته ولی به محدودیت های خویش نیز واقف باشید. توانایی گفتن "نه" به سختی به دست می آید، بنابراین هنگامی که مشکلی را برای رویارویی انتخاب می کنید، اطمینان حاصل کنید که ارزشش را دارد.

ورزش و فعالیت بدنی را به برنامه های روزمره خود بیفزایید. حتی ۱۰ – ۵ دقیقه نرمش کردن قبل از آغاز روز ممکن است کلید حل

بسیاری از مشکلات مرتبط با روده تحریک پذیر باشد. از مصرف دارو برای کنترل علائم خویش اجتناب نکنید. هیچگاه با درد مبارزه ننموده و آن را به هر طریق ممکن ساکت کنید. با این حال به یاد داشته باشید که عوارض داروها خصوصاً در دراز مدت، ممکن است از مزایای بالقوه ی آنها بیشتر باشد. همیشه داروها را برای درمان کوتاه مدت در نظر داشته باشید. در این بیماری، داروها راه حل های موقتی بوده ولی می توانند به شما زمان لازم جهت انتخاب درمانی بهتر را ارائه دهند.در نتیجه سعی کنید دارو را در دوره های تشدید علائم، مصرف نمایید.

در مورد مصرف غذا، فراموش نکنید هر غذایی که شما را ناراحت نمی‌کند، برای خوردن مجاز است و نباید رژیم غذایی خود را بر پایهٔ توصیهٔ دیگران محدود کنید. به دستگاه گوارش خود به عنوان بهترین متخصص تغذیه اعتماد کنید و خود را از خوردن غذاهای مورد علاقه‌تان محروم نسازید. همیشه به مقدار متعادل غذا مصرف کنید. مصرف سالاد و سبزیجات تازه را فراموش نکنید و در رژیم غذایی خود به مقدار کافی فیبر و مواد فیبری بگنجانید.

با دقت به دنبال یک پزشک حاذق و دلسوز بگردید و پی گیری بیماری خود را به او بسپارید. به خاطر تجربهٔ دوستان و آشنایان پزشک خود را به راحتی تغییر ندهید.

❖   **اگر من سؤالات دیگری دارم که پاسخ آنها در این کتاب نیست، چه باید بکنم؟**

همانطور که دریافته‌اید، این کتاب بر مبنای سؤالات واقعی بیماران در طول سالها طبابت نوشته شده است. من از اینکه بتوانم سؤالات

دیگر شما را پاسخ گویم، بسیار خوشحال خواهم شد. چنین سؤالاتی را بدون ذکر نام شما، پاسخ داده، در نشریه الکترونیکی ماهانه به چاپ می‌رسانم. بنابر این، سؤالات شما نه تنها به خودتان کمك می‌کند، بلکه به سایر افرادی که سؤال مشابه دارند، نیز یاری می‌رساند. همچنین گزیده‌ای از سئوالات جدید را به ویراستهای بعدی کتاب اضافه خواهم نمود.

می‌توانید به راحتی سؤالات خود را از طریق گزینهٔ «پرسش سئوال؟» در پایگاه اینترنتی به آدرس www.ihaveIBS.com بفرستید، همچنین در صورت لزوم، سئوالات شما را جهت مشاوره به دیگر همکارانم که در برخی موضوعات دانش و تجربهٔ بیشتری دارند ارجاع داده و پاسخ آنها را برای شما بیان خواهم نمود.

فصل هفتم

آخرین اخبار روده تحریک پذیر

در این فصل شما با جدیدترین اطلاعات در باره روده تحریک پذیر آشنا

خواهید شد:

   ✓   تحقیقات جدید در باره روده تحریک پذیر.

   ✓   روشهای جدید تشخیصی.

   ✓   گزینه‌های نوین درمانی.

   ✓   اخبار طب مکمل و جایگزین (طب سنتی).

   ✓   اخبار مرتبط به زندگی فعال با وجود روده تحریک پذیر.

❖ **آیا سیستم ایمنی در مبتلایان به روده تحریک پذیر بیش از اندازه فعال است؟**

در مطالعه‌ای در استرالیا پژوهشگران نشان دادند که گلبولهای سفید خون در مبتلایان به روده تحریک پذیر، مواد التهابی (سایتوکاینهای) بیشتری به صورت زمینه ای، در هنگام برخورد با محرکها تولید می کنند و نتیجه گیری نمودند که فعالیت سیستم ایمنی در آن دسته از مبتلایان به روده تحریک پذیر که در آنها اسهال مشکل اصلی می باشد، بیشتر است.

[gastroenterology volume ۱۳۲, Issue ۳, march ۲۰۰۷]

❖ **آیا سندرم خستگی مزمن، یک بیماری عفونی است؟**

یک مطالعه در آمریکا برای نخستین بار نشان داد که نمونه برداری از معده ممکن است روشی مناسب برای یافتن عفونت ویروسی نهفته در مبتلایان به سندرم خستگی مزمن (CFS) می باشد. این اختلال ناتوان کننده، تعداد قابل توجهی از افراد را در سنین جوانی از کار کردن باز می‌دارد و برای نظام بهداشتی کشور بسیار هزینه زا است. ارتباط قابل توجهی بین این بیماری و روده تحریک پذیر وجود دارد، ولی هنوز محققان توجیه مناسبی برای این ارتباط نیافته‌اند، دکتر Chia که پسر خودش از سال ۱۹۹۷ دچار سندرم خستگی مزمن می‌باشد، به نمونه برداری از معده بیماران دچار سندرم خستگی مزمن پرداخت. ۸۲٪ ازنمونه های بدست آمده ازمعده بیماران و ۲۰٪ از ازنمونه های بدست آمده ازمعده افراد سالم، ،از نظر ذرات این ویروس (انتروویروس) مثبت بودند. لازم به ذکر است انترو ویروسها قادر به ایجاد عفونتهای گوارشی و تنفسی در افراد سالم نیز می‌باشند. در اغلب موارد، عفونت انتروویروسی، سیری کوتاه و خود به خود بهبود یابنده دارد. تهیهٔ نمونه از بافت معده

جهت تشخیص عفونت انتروویروسی، امروزه به صورت معمول صورت نمی‌گیرد و هنوز این آزمایش به صورت یک بررسی تشخیصی کاربرد ندارد.

Washington post.com , Thursday, September ,۱۳،۲۰۰۷

❖   **آیا روده تحریک پذیر با باکتریهای روده ارتباط دارد؟**

ما در دنیایی مملو از باکتری‌ها زندگی می‌کنیم و انبوهی از انواع باکتری‌ها نیز در بدن ما زندگی می‌کنند. می‌دانید چرا؟ چون دستگاه گوارش بزرگترین سطحی است که بدن ما را با محیط بیرون مرتبط می‌سازد و بیش از ۲۰۰ متر مربع از مساحت روده‌ها با غذا و موادی که از راه خوراکی وارد بدن می‌شوند تماس مستقیم دارند. بنابراین ، جای تعجب نیست که گروه‌های گوناگونی از باکتری‌ها در قسمت‌های مختلف دستگاه گوارش زندگی می‌کنند. این باکتریها جزء ساکنین طبیعی (فلور) دستگاه گوارش (باکتری‌های خوب) هستند و همزیستی سودمندی با بدن انسان دارند. یکی از فرضیه‌هایی که پژوهشگران در مورد علل ایجاد روده تحریک پذیر دارند، از بین رفتن تناسب و تعادل بین باکتریهای خوب و بد در رودهٔ کوچک و بزرگ است. یکی از پژوهشگران در یک مقالهٔ مروری به تاریخچه‌ای از پژوهش‌های انجام شده در این مورد اشاره نموده است و اثرات درمان آنتی‌بیوتیک روی این وضعیت را نیز ذکر نموده است. این حیطه بسیار نوپا می‌باشد و اطلاعات ما در مورد آن به سرعت در حال افزایش است.

[current Treatment opimions Gastroenterology ۲۰۰۷; ۱۰(۴):۳۲۸-۳۷]

❖   **آیا اندوسکپی به کمک کپسول ویدیوئی می‌تواند بیماری کرون تشخیص داده نشده را آشکار سازد؟**

گزارش جدیدی از مرکز پزشکی Baptist در دانشگاه Wake Forest، نشان داد که اندوسکپی با کمک ویدیو کپسول، توانسته است بیماری کرون را در فردی که به مدت طولانی، حتی تا ۱۵ سال، تشخیص داده نشده بود، آشکار سازد. در این مطالعه، ۱۹۸ بیمار دچار خونریزی گوارش به علت نامعلوم با استفاده از اندوسکپی به وسیلهٔ ویدیو کپسول، بررسی شدند. این وسیله در طول مسیر عبور خویش از دستگاه گوارش، تصاویر متعدد را ثبت می‌کند و خصوصاً برای یافتن ضایعات رودهٔ باریک — که دسترسی به آنها با کمک اندروسکوپی فوقانی، و کولونوسکوپی مقدر نیست– بسیار مفید می‌باشد. در این مطالعه، تشخیص بیماری کرون در بیمار به وسیلهٔ اندوسکوپی با کمک ویدیوکپسول ، مسجل شد در حالیکه نتایج کولونوسکوپی و سایر بررسی ها نتوانسته بودند بیماری کرون را نشان دهند. امروزه، شایعترین مورد استفاده این آزمایش، تشخیص خونریزی‌های گوارشی با منشاء نامعلوم است.

[Healthday, November ۲۵, ۲۰۰۷]

❖ **استفاده از آزمایش ژنتیکی برای تشخیص عدم تحمل لاکتوز.**

یک آزمایش ژنتیکی ممکن است جایگزین آزمایش تنفسی هیدورژن برای تشخیص عدم تحمل لاکتوز در مبتلایان به روده تحریک پذیر شود. پژوهشگران اتریشی نشان دادند که یک بررسی ژنتیکی قادر است با دقت ۹۷٪ در مقایسه با آزمایش تنفسی هیدروژن، عدم تحمل به لاکتوز را در مبتلایان به روده تحریک پذیر نشان دهد.

[clinica chemical acta, volume ۳۸۳, Issues ۱،۲,Aug ۲۰۰۷ , PP۹۱-۹۶]

❖ **استفاده از یک آزمایش مدفوع برای یافتن التهاب روده‌ها.**

یک گروه تحقیقاتی از آلمان، عنوان کرده‌اند که یک آزمایش

جدید بر روی نمونهٔ مدفوع قادر است بیماریهای التهابی روده (IBD) را از سندرم رودهٔ تحریک پذیر جدا کند. در این مطالعه، پژوهشگران، پروتئینی به نام (S۱۰۰A۱۲) را در مدفوع رد یابی نمودند. این پروتئین توسط گلبولهای سفید خون ترشح می‌شود و مقدار آن در مبتلایان به IBD افزایش می‌یابد (مطالعات پیشین، پروتئینی دیگر به نام calprotectin را به همین منظور در مدفوع مورد ارزیابی قرارداده بودند). دقت این آزمایش برای تشخیص IBD نسبتاً بالا است (حساسیت ٪۸۶ و اختصاصیت ٪۹۶) و ممکن است در آینده روش بسیار مناسبی برای تشخیص اختلالات گوارشی باشد.

[Gut , ۲۰۰۷ Dec; ۵۶(۱۲): ۱۷۰۶-۱۳]

❖ **افقی نوین برای درمان یبوست همراه با روده تحریک پذیر.**

شرکت دارویی Dynogen آغاز مرحلهٔ کارآزمایی بالینی در ارتباط با داروی جدیدی به نام (Pumosetrag) DDP۷۳۳ را اعلام نمود. این دارو حرکات لولهٔ گوارشی را افزایش می‌دهد. در مطالعهٔ مذکور، داروی جدید در یک کار آزمایی بالینی تصادفی دوسوکور (یعنی نه بیمار و نه پزشکان اجرا کنندهٔ پروژه، نمی‌دانند که کدام بیمار داروی اصلی و کدام بیمار، دارو نما را دریافت می کند) مورد استفاده قرار خواهد گرفت. این دارو در صورت تأیید، می‌تواند خلاء موجود برای درمان روده تحریک پذیر با یبوست را – که پس از برچیده شدن داروی Zelnorm در بازار ایجاد شده است، مرتفع سازد.

[Medical New Today , ۰۹ Nov ۲۰۰۷]

❖ **آیا روده تحریک پذیر یک بیماری عفونی است؟**

مطالعهٔ جدیدی که توسط خبرگزاری Associated Press

منتشر شد، نشان داد که یک آنتی‌بیوتیک به نام Rifaximin قادر به بهبود بخشیدن علائم روده تحریک پذیر است. این مطالعه، شواهد جدیدی در مورد اثرات باکتریها در روده تحریک پذیر را فراهم میسازد. تعداد بیشماری باکتری در بدن ما زندگی می‌کنند که عمدهٔ آنها در رودهٔ بزرگ مستقر هستند. تصور می‌شود که از بین رفتن تعادل بین انواع گوناگون باکتریها، یا رشد بیش از حد باکتریها در رودهٔ باریک ‑که غالباً عاری از باکتری است، ممکن است در علائم روده تحریک پذیر مؤثر باشند.

[forbes.com, ۲۷ sep sep ۲۰۰۷]

❖ **داروی جدید برای مبتلایان به روده تحریک پذیر.**

شرکت دارویی Sucampo درخواستی به سازمان غذا و داروی آمریکا (FDA) ارایه داده تا داروی Amitiza که محصول این شرکت است، مجوّز تجویز برای مبتلایان به روده تحریک پذیر همراه با یبوست را دریافت کند. مصرف این دارو هم اکنون برای بهبود یبوست مزمن، مورد تأیید است. کار آزمایی های بالینی نشان داده‌اند آندسته از بیمارانی که از داروی Lubiostone استفاده می‌نمایند، دو برابر بیش از گروهی که دارونما دریافت کرده بودند، بهبودی یافته اند.

[medial News Today, ۱۳ jan ۲۰۰۷]

❖ **آیا داوری Zelnorm مجدداً به بازار دارویی باز خواهد گشت؟**

شرکت دارویی Novartis که سازندهٔ Zelnorm می‌باشد، اخیراً اجازه یافته تا این دارو را به صورت محدود و تنها برای برخی مبتلایان به روده تحریک پذیر عرضه کند. در بهار سال قبل Zelnorm به دنبال بروز چند مورد سکتهٔ قلبی و مغزی، از بازارهای دارویی برچیده شد.

این امر، درمان مبتلایان به روده تحریک پذیر با یبوست، را دشوار ساخت. استفادهٔ فعلی از این دارو بسیار محدود می باشد و تنها خانم‌های زیر ۵۵ سال که معیارهای FDA را دارا می‌باشند، می توانند از این دارو استفاده کنند.

[Medical News Today, ۲۸. July , ۲۰۰۷]

❖ **خاک رس در درمان روده تحریک پذیر با اسهال.**

گروهی از پژوهشگران تایوانی نشان دادند که خاک رس طبیعی به نام (Dioctahedral (DS در درمان اسهال همراه با روده تحریک پذیر مؤثر است. در یک مطالعهٔ ۸ هفته‌ای، اثرات این دارو برتر از اثرات دارو نما (پلاسبو) بودند.

[J Gastroenterology and Hepatology, volume ۲۲]

❖ **درمان روده تحریک پذیر با استئوپاتی.**

استئوپاتی روشی است که در درمان بیماریها با کمک ماساژ بدن انجام می گیرد. در این روش، قسمتهای مختلف شکم با ماساژ حرکت داده می شوند. پژوهشگران هلندی در مطالعه ای نشاان دادند که درمان استئوپاتیک در بهبود مبتلایان به روده تحریک پذیر موثر بوده و ۶۸٪ افرادی که تحت این درمان قرار گرفته بودند، بهبود قابل توجهی داشتند، در حالی که در گروه شاهد تنها ۱۸٪ بیماران به طرز قابل توجهی بهبودی یافته بودند. ضمناً، کیفیت زندگی در گروهی که تحت درمان استئوپاتی قرار گرفته بودند، به طرز چشمگیری بهتر شده بود. این پژوهشگران در انتها اعلام داشتند که درمان استئوپاتیک، روش مناسبی برای درمان مبتلایان به روده تحریک پذیر می باشد.

[J. Gastroenterology and Hepatology, ۲۰۰۷ Sep;۲۲(۹):۱۳۹۴-۸]

❖ روده تحریک پذیر از علل قابل توجه ساعات کار از دست رفته می باشد.

پژوهشگران مرکز پزشکی Mayo در امریکا به تازگی نتایج بررسی های خود در این مورد را در نشست انجمن گوارش امریکا در فیلادلفیا ارائه نمودند.این مطالعه نشان داد که مبتلایان به اختلالات عملکردی دستگاه گوارش، خصوصا روده تحریک پذیر به همراه یبوست، در هر هفته از مجموع ۴۰ ساعت برنامه کاری، به طور متوسط ۱۰/۳ ساعت را از دست می دهند.با توجه به جمعیت بالای مبتلایان به روده تحریک پذیر، مطرح شدن این موضوع به عنوان یکی از عوامل زیان عمده به نیروی کار در دنیا عجیب نیست.

[Forbes.com, Oct ۱۶ ۲۰۰۷]

❖ مبتلایان به روده تحریک پذیر بیش از سایرین در معرض ابتلاء به سایر بیماریهای شایع می باشند.

شیوع بسیاری از بیماریها در مبتلایان به روده تحریک پذیر، نسبت به افراد سالم، بیشتر است. از این بیماریها می توان به عفونتهای دستگاه تنفسی فوقانی، عفونت گوش، و سکته مغزی اشاره کرد. تصور نمی شود این بیماریها علت یا منشاء مشترکی با روده تحریک پذیر داشته باشند و علت ابتلای بالای آنها در روده تحریک پذیر نامعلوم است. محققین این پژوهش عنوان نموده اند، این آمار ممکن است در اثر گزارش شدن بیشتر علائم و مراجعه مکرّر به پزشکان در مبتلایان به روده تحریک پذیر باشد؛ نه وجود عوامل زمینه ای مشترک.

[American Journal of Gastroenterology]

❖ آیا آزمایش آلرژی پوستی در تشخیص روده تحریک پذیر نقشی دارد؟

بررسی های پیشین نشان می دهد که در ٪۶۷-۱۶ مبتلایان به روده تحریک پذیر، برخی مواد غذایی مصرفی می توانند منجر به بروز علائم شوند. در این مطالعه، محققین دریافتند که آزمایش آلرژی پوستی در ٪۱۰۰-۲۵ افراد مبتلا به روده تحریک پذیرنسبت به برخی مواد غذایی مثبت است. این آزمایش تنها در ٪۱ افراد سالم مثبت می باشد. این مطالعه اثر حذف مواد غذایی در بهبود علائم بیماران را بررسی نکرده است.

[J Clinical Gastroenterology۲۰۰۷;۱۰۲:۱-۶]

❖ استرس روحی و باکتریهای دستگاه گوارش.

چگونگی تغییرات عملکرد باکتریها در مواجهه با هورمونهای انان که در زمان استرس تولید می گردند، سوژه مقاله ای است که اخیراً در مجله Gut به چاپ رسیده است. در این مطالعه، شواهدی مبنی بر تغییر درجه بیماریزایی باکتریها در مواجهه با هورمونهای استرس انسان مثل نوراپی نفرین ارائه گردیده است. این موضوع ممکن است افقی نوین را در مورد نقش استرس بر دستگاه گوارش بگشاید و علت تفاوت باکتریهای موجود در افراد دچار سندرم روده تحریک پذیر را توضیح دهد.

[GUT ۲۰۰۷ Aug;۵۶(۸):۱۰۳۷-۸]

❖ چگونه باکتریهای روده می توانند بیماری روده تحریک پذیر را تحت تاثیر قرار دهند؟

پژوهشگران فنلاندی اخیراً اعلام کردند که باکتریهای مدفوع مبتلایان به روده تحریک پذیر تفاوت قابل ملاحظه ای با باکتریهای مدفوع سایر افراد دارند.در این مطالعه، پژوهشگران از روش بسیار دقیقی

برای یافتن باکتریها استفاده نمودند. این روش از کشت باکتریها — که به طور معمول برای ردیابی و شناسایی باکتریهای گوارشی استفاده می شود- بسیار پیشرفته تر است. ارتباط این یافته جدید با علائم و درمان سندرم روده تحریک پذیر هنوز شناخته نشده است.

[Gastroenterology, ۲۰۰۷ Jul;۱۳۳(۱):۲۴-۳۳]

❖ **آیا ممکن است نهایتاً بیماری من کاملا برطرف شود؟**

شاید. پژوهشگران موسسه پزشکی Mayo از امریکا، گزارشی از ۱۳۶۵ بیمار که به طور متوسط به مدت ۱۲ سال پیگیری شده اند، را منتشر نموده است. آنان دریافتند که ممکن است علائم بدون تغییر بماند، تغییر کند، و یا به طور کامل برطرف شود. در این مطالعه، در مدت ۱۲ سال، در ۴۰٪ از بیماران علائم بیماری به طور کامل برطرف شده بود. در ۴۰٪ از افراد علائم اولیه بیماری بهبودی یافته ولی علائم جدیدی به وجود آمده بود و در ۲۰ ٪ از افراد، هیچگونه تغییری در علائم گوارشی دیده نشده بود.

[Gastroenterology, ۲۰۰۷ Sep;۱۳۳(۳):۷۹۹-۸۰۷]

منابع و موأخذ

1. Drossman, D.A., et al., U.S. householder survey of functional gastrointestinal disorders. Prevalence, sociodemography, and health impact. Dig Dis Sci, ۱۹۹۳. ۳۸(۹): p. ۱۵۶۹-۸۰.

۲. Farhadi, A., et al., Irritable bowel syndrome: an update on therapeutic modalities. Expert Opin Investig Drugs, ۲۰۰۱. ۱۰(۷): p. ۱۲۱۱-۲۲.

۳. Thompson, W.G., et al., Irritable bowel syndrome in general practice: prevalence, characteristics, and referral. Gut, ۲۰۰۰. ۴۶(۱): p. ۷۸-۸۲.

۴. Thompson, W.G. and K.W. Heaton, Functional bowel disorders in apparently healthy people. Gastroenterology, ۱۹۸۰. ۷۹(۲): p. ۲۸۳-۸

۵. Talley, N.J., Irritable bowel syndrome: definition, diagnosis and epidemiology. Baillieres Best Pract Res Clin Gastroenterol, ۱۹۹۹. ۱۳(۲): p. ۳۷۱-۸۴.

۶. Saito, Y.A., et al., A comparison of the Rome and Manning criteria for case identification in epidemiological investigations of irritable bowel syndrome. Am J Gastroenterol, ۲۰۰۰. ۹۵(۱۰): p. ۲۸۱۶-۲۴.

۷. Talley, N.J., et al., Medical costs in community subjects with irritable bowel syndrome. Gastroenterology, ۱۹۹۵. ۱۰۹(۶): p. ۱۷۳۶-۴۱.

۸. Talley, N.J., A.L. Weaver, and A.R. Zinsmeister, Impact of functional dyspepsia on quality of life. Dig Dis Sci, ۱۹۹۵. ۴۰(۲): p. ۵۸۴-۹

۹. Jones, R. and S. Lydeard, Irritable bowel syndrome in the general population. Bmj, ۱۹۹۲. ۳۰۴(۶۸۱۹): p. ۸۷-۹۰.

۱۰. Manning, A.P., et al., Towards positive diagnosis of the irritable bowel. Br Med J, ۱۹۷۸. ۲(۶۱۳۸): p. ۶۵۳-۴.

۱۱. Drossman, D.A., The Rome criteria process: diagnosis and legitimization of irritable bowel syndrome. Am J Gastroenterol, ۱۹۹۹. ۹۴(۱۰): p. ۲۸۰۳-۷.

۱۲. Longstreth GF, T.W., Chey WD, Houghton LA, Mearin F, Spiller RC., Functional Bowel Disorders. ۳rd Edition ed. Rome III: The Functional Gastrointestinal Disorders, ed. C.E. Drossman DA, Delvaux M, Spiller RC, Talley NJ, Thompson WG et al. ۲۰۰۶: McLean, VA: Degnon Associates, Inc.

۱۳. Drossman DA, C.E., Delvaux M, Spiller RC, Talley NJ, Thompson WG et al., Rome III: The Functional Gastrointestinal Disorders. ۳rd Edition ed ed. ۲۰۰۶, McLean, VA: Degnon Associates, Inc.

۱۴. Longstreth, G.F., et al., Functional bowel disorders. Gastroenterology, ۲۰۰۶. ۱۳۰(۵): p. ۱۴۸۰-۹۱.

۱۵. Su, Y.C., et al., The association between Helicobacter pylori infection and functional dyspepsia in patients with irritable bowel syndrome. Am J Gastroenterol, ۲۰۰۰. ۹۵(۸): p. ۱۹۰۰-۵

۱۶. O'Mahony, L., et al., Lactobacillus and bifidobacterium in irritable bowel syndrome: symptom responses and relationship to cytokine profiles. Gastroenterology, ۲۰۰۵. ۱۲۸(۳): p. ۵۴۱-۵۱.

۱۷. Santos, J., et al., Role of mast cells in chronic stress induced colonic epithelial barrier dysfunction in the rat. Gut, ۲۰۰۱. ۴۸(۵): p. ۶۳۰-۶.

۱۸. Santos, J., et al., Chronic stress impairs rat growth and jejunal epithelial barrier function: role of mast cells. Am J Physiol Gastrointest Liver Physiol, ۲۰۰۰. ۲۷۸(۶): p. G۸۴۷-۵۴.

۱۹. Farhadi, A.F., JZ. Keshavarzian, A., Mucosal mast cells are pivotal elements in inflammatory bowel disease that connect the dots: Stress, intestinal *hyperpermeability and infl ammation. World Journal of Gastroenterology,* ٢٠٠٧.

٣٠. Farhadi, A., et al., *Heightened responses to stressors in patients with inflammatory bowel disease. Am J Gastroenterol,* ٢٠٠٥. ١٠٠(٨): p. ١٧٩٥-٨٠٤.

٣١. Barbara, G., et al., *Mast cell-dependent excitation of visceral-nociceptive sensory neurons in irritable bowel syndrome. Gastroenterology,* ٢٠٠٧. ١٣٢(١): p. ٢٦-٣٧.

٣٢. Barbara, G., et al., *Activated mast cells in proximity to colonic nerves correlate with abdominal pain in irritable bowel syndrome. Gastroenterology,* ٢٠٠٤. ١٢٦(٣): p. ٦٩٣-٧٠٢.

٣٣. Jakate, S., et al., *Mastocytic enterocolitis: increased mucosal mast cells in chronic intractable diarrhea. Arch Pathol Lab Med,* ٢٠٠٦. ١٣٠(٣): p. ٣٦٢-٧.

٣٤. Creed F, L.R., Bradley L, Fransisconi C, Drossman DA, Naliboff B et al., *Psychosocial Aspects of Functional Gastrointestinal Disorders. ٣rd Edition ed ed. Rome III: The Functional Gastrointestinal Disorders, ed. C.E. Drossman DA, Delvaux M, Spiller RC, Talley NJ, Thompson WG et al.* ٢٠٠٦, McLean, VA: Degnon Associates, Inc.

٣٥. Levy, R.L., et al., *Psychosocial aspects of the functional gastrointestinal disorders. Gastroenterology,* ٢٠٠٦. ١٣٠(٥): p. ١٤٤٧-٥٨.

٣٦. Drossman, D.A., et al., *Health status by gastrointestinal diagnosis and abuse history. Gastroenterology,* ١٩٩٦. ١١٠(٩): p. ٩٩٩-١٠٠٧.

٣٧. Leserman, J. and D.A. Drossman, *Relationship of abuse history to functional gastrointestinal disorders and symptoms: some possible mediating mechanisms. Trauma Violence Abuse,* ٢٠٠٧. ٨(٣): p. ٣٣١-٤٣.

٣٨. Tobin MC, M.B., Farhadi A, Demeo MT, Bansal PJ, Keshavarzian A, *Atopic irritable Bowel syndrome: A novel subgroup of irritable bowel syndrome with allergic manifestation. Annals of Allergy, Asthma and Immunology,* ٢٠٠٨ ١٠٠: p. ٤٩-٥٣.

٣٩. Liebregts, T., et al., *Immune activation in patients with irritable bowel syndrome. Gastroenterology,* ٢٠٠٧. ١٣٢(٣): p. ٩١٣-٢٠.

٤٠. O'Donnell LJ, V.J., Heaton KW, *Detection of pseudodiarrhoea by simple clinical assessment of intestinal transit rate. BMJ,* ١٩٩٠. ١V; ٣٠٠(٦٧٢٢): ٤٣٩-٤٠.

٤١. Bharucha, A.E., et al., *Functional anorectal disorders. Gastroenterology,* ٢٠٠٦. ١٣٠(٥): p. ١٥١٠-٨.

٤٢. Chiarioni, G., et al., *Biofeedback is superior to laxatives for normal transit constipation due to pelvic floor dyssynergia. Gastroenterology,* ٢٠٠٦. ١٣٠(٢): p. ٦٥٧-٦٤.

٤٣. Salvioli, B., et al., *Impaired small bowel gas propulsion in patients with bloating during intestinal lipid infusion. Am J Gastroenterol,* ٢٠٠٦. ١٠١(٨): p. ١٨٥٣-٧.

٤٤. Pimentel, M., E.J. Chow, and H.C. Lin, *Eradication of small intestinal bacterial overgrowth reduces symptoms of irritable bowel syndrome. Am J Gastroenterol,* ٢٠٠٠. ٩٥(١٢): p. ٣٥٠٣-٦.

٤٥. Posserud, I., et al., *Small intestinal bacterial overgrowth in patients with irritable bowel syndrome. Gut,* ٢٠٠٧. ٥٦(٩): p. ٨٠٢-٨.

٤٦. Walters, B. and S.J. Vanner, *Detection of bacterial overgrowth in IBS using the lactulose H٢ breath test: comparison with ١٤C-D-xylose and healthy controls. Am J Gastroenterol,* ٢٠٠٥. ١٠٠(٧): p. ١٥٦٦-٧٠.

٤٧. Blanchard, E.B., et al., *Relaxation training as a treatment for irritable bowel syndrome. Biofeedback Self Regul,* ١٩٩٣. ١٨(٣): p. ١٢٥-٣٢.

٤٨. Shaw, G., et al., *Stress management for irritable bowel syndrome: a controlled trial. Digestion,* ١٩٩١. ٥٠(١): p. ٣٦-٤٢.

٤٩. Barak, N., R. Ishai, and E. Lev-Ran, *[Biofeedback treatment of irritable bowel syndrome]. Harefuah,*)٩٩٩)٣٧(٢- ٣)*: p.*)٠٠- ٧.)٧٥

٣٠. Leahy, A., et al., *Computerised biofeedback games: a new method for teaching stress management and its use in irritable bowel syndrome. J R Coll Physicians Lond,*)٩٩٨ ٣٢(٩)*: p.* ٥٥٢-٥.

٣). Guthrie, E., et al., *A controlled trial of psychological treatment for the irritable bowel syndrome. Gastroenterology,*)٩٩).)٠٠(٦)*: p.* ٤٥٠- ٧.

٣٢. Blanchard, E.B., et al., *Two controlled evaluations of multicomponent psychological treatment of irritable bowel syndrome. Behav Res Ther,*)٩٩٢. ٢٠(٦)*: p.*)٧٥-٨٩

٣٣. Houghton, L.A., D.J. Heyman, and P.J. Whorwell, *Symptomatology, quality of life and economic features of irritable bowel syndrome--the effect of hypnotherapy. Aliment Pharmacol Ther,*)٩٩٦)٠( )): p.* ٩)-٠

٣٤. Whorwell, P.J., A. Prior, and E.B. Faragher, *Controlled trial of hypnotherapy in the treatment of severe refractory irritable-bowel syndrome. Lancet,*)٩٨٤. ٢(٨٤١٤)*: p.*)٢٣٢- ٤.

٣٥. Read, N.W., *Harnessing the patient's powers of recovery: the role of the psychotherapies in the irritable bowel syndrome. Baillieres Best Pract Res Clin Gastroenterol,*)٩٩٩)٣(٦)*: p.* ٤٧٣-٨٧.

٣٦. Milo, R., *Use of the peripheral dopamine antagonist, domperidone, in the management of gastro-intestinal symptoms in patients with irritable bowel syndrome. Curr Med Res Opin,*)٩٨٠. ٦(٩)*: p.* ٥٧٧-٨٢.

٣٧. Van Outryve, M., et al., *"Prokinetic" treatment of constipation-predominant irritable bowel syndrome: a placebo-controlled study of cisapride. J Clin Gastroenterol,*)٩٩).)٣())*: p.* ٤٩-٥٧.

٣٨. Cann, P.A., et al., *Role of loperamide and placebo in management of irritable bowel syndrome (IBS). Dig Dis Sci,*)٩٨٤. ٢٩(٦)*: p.* ٢٣٩-٤٧.

٣٩. Camilleri, M., *Management of the irritable bowel syndrome. Gastroenterology,* ٢٠٠).)٢٠(٦)*: p.* ٦٥٢-٥٨

٥٠. Camilleri, M., *Pharmacology and clinical experience with alosetron. Expert Opin Investig Drugs,* ٢٠٠٠. ٩())*: p.*)٤٧-٥٩

٥). Poynard, T., C. Regimbeau, and Y. Benhamou, *Meta-analysis of smooth muscle relaxants in the treatment of irritable bowel syndrome. Aliment Pharmacol Ther,* ٢٠٠).)٥(٦)*: p.* ٦٥٥-٦).

٥٢. Muller-Lissner, S.A., et al., *Tegaserod, a ٥-HT(٤) receptor partial agonist, relieves symptoms in irritable bowel syndrome patients with abdominal pain, bloating and constipation. Aliment Pharmacol Ther,* ٢٠٠).)٥())٠)*: p.*)٦٥٥-٦٦.

٥٣. Coremans, G., et al., *Prucalopride is effective in patients with severe chronic constipation in whom laxatives fail to provide adequate relief. Results of a double-blind, placebo-controlled clinical trial. Digestion,* ٢٠٠٣. ٦٧() - ٢)*: p.* ٨٢-٩

٥٤. Malcolm, A., et al., *Towards identifying optimal doses for alpha-٢ adrenergic modulation of colonic and rectal motor and sensory function. Aliment Pharmacol Ther,* ٢٠٠٠.)٤(٦)*: p.* ٧٨٣-٩٢.

٥٥. Hasler, W.L., H.C. Soudah, and C. Owyang, *Somatostatin analog inhibits afferent response to rectal distention in diarrhea-predominant irritable bowel patients. J Pharmacol Exp Ther,*)٩٩٤. ٢٦٨(٦)*: p.*)٢٠٦-)).

٥٦. Julia, V., O. Morteau, and L. Bueno, *Involvement of neurokinin) and ٢ receptors in viscerosensitive response to rectal distension in rats. Gastroenterology,*)٩٩٤.)٠٧())*: p.* ٩٤-)٠٢.

٥٧. Laird, J.M., et al., *Responses of rat spinal neurons to distension of inflamed colon: role of tachykinin NK٢ receptors. Neuropharmacology,* ٢٠٠). ٤٠(٥)*: p.* ٦٩٦-٧٠).

٥٨. Mannion, R.J., et al., *Neurotrophins: peripherally and centrally acting*

---

modulators of tactile stimulus-induced inflammatory pain hypersensitivity. Proc Natl Acad Sci U S A, ۱۹۹۹ ۹۶(۱۶): p. ۹۳۸۵-۹۰.

۵۹. Crowell, M.D., et al., Antidepressants in the treatment of irritable bowel syndrome and visceral pain syndromes. Curr Opin Investig Drugs, ۲۰۰۳ ۴(۷): p. ۷۳۶-۴۳.

۶۰. Kanazawa, M. and S. Fukudo, Effects of fasting therapy on irritable bowel syndrome. Int J Behav Med, ۲۰۰۶ ۱۳(۳): p. ۲۱۴-۲۰.

۶۱. Hasler, W.L., The irritable bowel syndrome during pregnancy. Gastroenterol Clin North Am, ۲۰۰۳ ۳۲(۱): p. ۳۸۵-۴۰۶, viii.

۶۲. Bruno, M., Irritable bowel syndrome and inflammatory bowel disease in pregnancy. J Perinat Neonatal Nurs, ۲۰۰۴ ۱۸(۴): p. ۳۴۱-۵۰; quiz ۳۵۱-۳.